主动健康与康复丛书

儿童发育迟缓家庭康复

丛书主编　燕铁斌
主　编　徐开寿　何　璐
副主编　张　芸　李海峰　刘　芸　张　峰

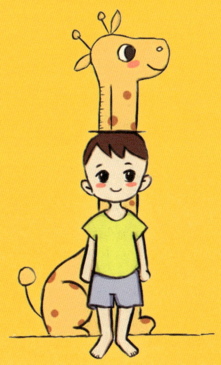

电子工业出版社
Publishing House of Electronics Industry
北京·BEIJING

未经许可，不得以任何方式复制或抄袭本书之部分或全部内容。
版权所有，侵权必究。

图书在版编目（CIP）数据

儿童发育迟缓家庭康复/徐开寿，何璐主编．— 北京：电子工业出版社，2023.6
（主动健康与康复丛书）
ISBN 978-7-121-45706-7

Ⅰ. ①儿… Ⅱ. ①徐…②何… Ⅲ. ①小儿疾病—神经系统疾病—康复 Ⅳ. ① R748.09

中国国家版本馆 CIP 数据核字 (2023) 第 098593 号

责任编辑：崔宝莹
印　　刷：中国电影出版社印刷厂
装　　订：中国电影出版社印刷厂
出版发行：电子工业出版社
　　　　　北京市海淀区万寿路173信箱　　　邮编：100036
开　　本：720×1000　1/16　　印张：17　　字数：277千字
版　　次：2023年6月第1版
印　　次：2023年6月第1次印刷
定　　价：98.00元

凡所购买电子工业出版社图书有缺损问题，请向购买书店调换。若书店售缺，请与本社发行部联系，联系及邮购电话：(010) 88254888，88258888。
质量投诉请发邮件至zlts@phei.com.cn，盗版侵权举报请发邮件至dbqq@phei.com.cn。
本书咨询联系方式：QQ 250115680。

主动健康与康复丛书

《儿童发育迟缓家庭康复》
编委会名单

主　　编　徐开寿　何　璐
副 主 编　张　芸　李海峰　刘　芸　张　峰
编　　者　（以姓氏笔画排序）
　　　　　王筱玥（广州市妇女儿童医疗中心）
　　　　　车月苹（浙江大学医学院附属儿童医院）
　　　　　刘　芸（昆明市儿童医院）
　　　　　刘力茹（广州市妇女儿童医疗中心）
　　　　　刘泽帆（广州市妇女儿童医疗中心）
　　　　　刘春明（昆明市儿童医院）
　　　　　刘海韵（广州市妇女儿童医疗中心）
　　　　　李海峰（浙江大学医学院附属儿童医院）
　　　　　李晨曦（浙江大学医学院附属儿童医院）
　　　　　吴　帆（厦门市第五医院）
　　　　　邱慧莹（广州市妇女儿童医疗中心）
　　　　　何　璐（广州市妇女儿童医疗中心）
　　　　　何昭瑶（广州市妇女儿童医疗中心）
　　　　　余志洁（汕头市儿童福利院）
　　　　　应　青（浙江康复医院）
　　　　　张　芸（厦门市第五医院）
　　　　　张　峰（赣州市妇幼保健院）

张景博（广州市妇女儿童医疗中心）
陈思露（广州市妇女儿童医疗中心）
郑　韵（广州市妇女儿童医疗中心）
郑玉蔼（广州市妇女儿童医疗中心）
赵伊婷（广州市妇女儿童医疗中心）
洪小霞（广州市妇女儿童医疗中心）
洪永锋（安徽医科大学附属第二医院）
徐开寿（广州市妇女儿童医疗中心）
黄诗雅（广州市妇女儿童医疗中心）
黄浩宇（昆明市儿童医院）
黄盛宇（赣州市妇幼保健院）
韩明珊（广州市妇女儿童医疗中心）
曾佩珊（广州市妇女儿童医疗中心）
靳晓坤（广州市妇女儿童医疗中心）
廖秋菊（厦门市第五医院）
戴冬梅（赣州市妇幼保健院）

编写秘书　郑　韵

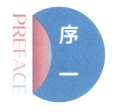

序一 PREFACE

健康是人生最大的财富。

健康最基本的要求是脏器无疾病，身体形态发育良好，体形匀称，人体各系统具有良好的生理功能，有较强的身体活动能力和劳动能力。现在，健康的涵义更为广泛，包括躯体健康、心理健康、社会适应力等诸多方面。

国家发布的《"健康中国2030"规划纲要》提到："健康是促进人的全面发展的必然要求，是经济社会发展的基础条件。实现国民健康长寿，是国家富强、民族振兴的重要标志，也是全国各族人民的共同愿望。"由此可见，国家对国民健康的重视程度。没有全民健康，就没有全面小康。目前的"以疾病治疗为中心"的被动医疗模式，难以解决人的健康问题，也不可持续。实现由"以疾病治疗为中心"的被动医疗模式向"以促进健康为中心"的主动健康模式的转变，已经成为当下健康管理的重要任务。

主动健康，就是主动获得持续的健康能力、拥有健康完美的生活品质和良好的社会适应能力。其倡导的是主动发现、科学评估、积极调整、促进健康的理念。主动健康，首先意味着每个家庭、每个国民都要对自己的健康负责；意味着广大医务工作者要以人民健康为中心，开展医学研究，提高临床工作的能力，关注生命全周期、健康全过程；意味着政府及相关部门要把健康融入万策，有效实施健康影响因素评估，为健康中国战略奠定坚实的基础。

在这样的大背景下，"主动健康与康复丛书"应运而生。本套丛书从临床常见病、多发病入手，通过简洁明了的疾病描述，详细生动的指导措施，使读者在轻松阅读间就了解了主动健康与康复的理念，同时还可以根据书中提供的内容快速掌握适合自己或家属病情的康复和预防方法。

希望本套丛书的出版，能促进主动健康先进理念的推广，为推进健康中国的建设、营建和谐社会做出贡献。

故乐之为序。

美国医学科学院外籍院士
南京医科大学第一附属医院康复医学中心主任

2021年夏

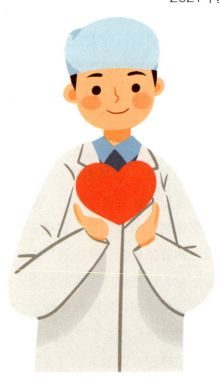

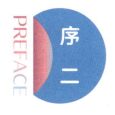

健康是每个人穷尽一生所追求的目标，人活着就是希望自己能健康、快乐地享受生活！

根据《世界卫生组织宪章》中的定义："人的健康并非是指没有疾病或不虚弱，而是指个体自身的躯体、精神与社会处于一种完美和谐的状态。"基于此，我们今天关注的健康应该包括生理健康、心理健康和良好的社会适应能力，且构建这种完美和谐的状态应该是个体可以主动参与的一个充满变化的过程。"主动健康"是在国家提出《"健康中国2030"规划纲要》后医学界频频出现的一个充满正能量的词汇。对普通大众来说，"主动健康"就是主动获得持续健康、拥有健康完美的生活和良好的社会适应能力。

"主动健康"是针对"被动健康"或"被动医学"而言的。"被动医学"或被称为"对抗医学"，它忽视了人体的自我修复和主动参与的能力，它是以个体的病灶为攻击目标，倾向于通过药物或者手术对抗、压制、切割和消除这些病灶，过于追求疾病的缓解或者各项生理指标的正常，而忽略了个体作为一个整体的功能价值。因此，"主动健康"不仅适合健康人群，同样也适合患有各种疾病的人群。从生命走过的时间长轴来看，如果说以预防和治疗疾病为主的现代医学是推动生命向"右"发展，那么以自我管理和积极参与为中心的"主动健康"则是推动生命向"左"发展的一个全新的医学模式。

我的健康我做主！我的健康我管理！

为了顺应国际医疗保健趋势，将主动健康和健康管理的基本知识和方法传授给公众，在电子工业出版社的积极策划下，我们组织了国内一批从事健康管理和临床康复的专家，编写了这套"主动健康与康复丛书"。本套丛书的编写宗旨一是普及主动健康与康复理念，让读者能比较容易地找到适合自己及家属病情的康复方法；二是介绍一些常用的可以在社区及家庭开展的适宜康复技术，方便患者及其家属在社区和家庭开展自我康复，实现主动参与健康管理的目标。

"健康管理"或称"管理健康"（Managed Care），这个概念是20世纪50年代末在美国被提出的。在中国，"健康管理"是以现代健康的概念（生理、心理和社会适应能力）和全新的医学模式（生理-心理-社会）以及祖国医学（中医）治未病的理念为指导，以现代医学和现代管理学的理论、技术、方法为干预手段，对健康状况及其影响因素全面评估、有效干预，其目的是用最小的投入获取最大的健康效益。因此，"主动健康"的核心就是"健康管理"。

"十三五规划"之后，国家提出了建设"大健康"的构想，大力推动人民群众健康从被动医疗转向主动健康管理。随着国内经济的发展、全民医疗的实现，以及慢性病、老年人口的增加，康复对象不断增多，康复市场不断拓展。党和各级政府对康复的重视，进一步推动了国内康复的全面提速发展。此外，分级诊疗模式下的医院-社区-居家康复一体化的出现，使得康复理念已经开始从医院延伸到社区、家庭。患者及其家属越来越不满足于传统的院内康复，渴望能了解康复、参与康复。因此，"主动健康与康复丛书"的出版顺应了社会的发展和需求。

"主动健康与康复丛书"的顶层设计采取开放式的编写模式，即根据普通大众和患者及其家属的需求以及市场反馈不断增加新的分册。每一分册针对某一种（类）疾病的家庭康复，希望每一分册都能成为一个独立的家庭康复医生。书的内容力求文字简洁，通俗易懂，贴近大众。为了方便读者使用，每一分册还充分利用多媒体资源，尽可能配了一些简单易学的插图和小视频。

承蒙参与本套丛书的各位专家和出版社的信任，让我担任"主动健康与康复丛书"的丛书主编，我定当不负韶华，只争朝夕；也感谢美国医学科学院外籍院士、南京医科大学第一附属医院康复医学中心主任励建安教授欣然为本书作序，为本套丛书锦上添花！

中国康复医学会副会长
广东省康复医学会名誉会长
中山大学康复治疗学系副主任

2021年夏于广州

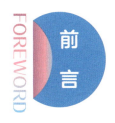

前言

随着社会发展及经济文化水平的日益提高，家庭康复亦越来越受到人们的关注与重视。家庭康复是以家庭为中心的康复模式，可使患有发育迟缓相关疾病的儿童在接受康复治疗的同时，最低限度地影响儿童及其家庭的正常生活，让这类儿童及其家庭尽可能过上正常的社会生活，最大限度地提高他们的幸福指数及生活质量，助力卫生健康事业高质量发展。借电子工业出版社出版"主动健康与康复丛书"的契机，我们编写了《儿童发育迟缓家庭康复》一书，希望通过此书，帮助更多家长和专业人员了解及实施儿童发育迟缓的家庭康复。

本书共分12部分，主要从发育迟缓的表现、危害、家庭康复的实践应用等方面，对儿童发育迟缓家庭康复的相关知识进行了系统介绍。第1部分简要介绍了发育迟缓的基本情况和正常儿童的发育规律。第2至第10部分系统介绍了针对运动发育迟缓、语言发育迟缓、认知发育落后、儿童吞咽困难、儿童斜颈斜头、高危儿、儿童脑瘫、儿童自闭症、儿童感觉统合失调等疾病的家庭康复，并从"怎么知道儿童有这些问题，有哪些表现和危害，怎样进行家庭康复"等方面进行阐述。第11部分详细介绍了发育迟缓儿童营养和睡眠的家庭康复指导方法。第12部分着重介绍了如何开发儿童潜能。

感谢在百忙之中认真完成编写工作的各位编委！感谢励建安教授和燕铁斌教授的支持！感谢广东省自然科学基金项目（2021A1515012543）和广州市临床特色技术项目（2023C-TS59）的支持！

限于作者水平，书中难免有不当之处，恳请读者见谅并给予批评指正。

2023年4月

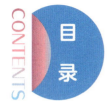

目录

Part 1 异乎寻常：快速了解发育迟缓

1. 如何判断发育迟缓 /002
2. 正常发育的特点 /007

Part 2 "动"察秋毫：运动发育迟缓的家庭康复

1. 了解运动发育迟缓 /020
2. 早期筛查，帮助识别运动发育迟缓 /027
3. 怎样对运动发育迟缓的孩子进行家庭康复 /028
4. 运动发育迟缓能治好吗 /042

Part 3 好言好语：语言发育迟缓的家庭康复

1. 语言是如何发展的 /044
2. 快速筛查，帮助早期识别语言发育迟缓 /051
3. 怎样对语言发育迟缓的孩子进行家庭康复 /053
4. 语言发育迟缓能治好吗 /063

Part 4 学以"智"用：认知发育落后的家庭康复

1. 认知发育落后，你需要了解这些 /066

2. 认知发育落后，你发现了吗 /068

3. 家庭认知发育落后康复小建议 /071

4. 认知发育落后能治好吗 /086

Part 5 难以下咽：儿童吞咽困难的家庭康复

1. 吞咽困难，你需要知道这些 /090

2. 吞咽困难会有什么影响 /092

3. 在家这样做，有效改善孩子的吞咽困难 /094

Part 6 天真"无斜"：儿童斜颈、斜头的家庭康复

1. 原来这就是斜颈、斜头 /112

2. 怎样判断斜颈、斜头的严重程度 /114

3. 怎样对斜颈和斜头进行家庭康复 /117

Part 7 临"危"不惧:高危儿的家庭康复

1. 关于高危儿,你知道多少 /122

2. 高危儿有哪些表现 /122

3. 怎样对高危儿进行家庭康复 /124

4. 高危儿能治好吗 /137

Part 8 不必苦"恼":脑瘫孩子的家庭康复

1. 关于脑瘫,你知道多少 /140

2. 脑瘫有什么表现 /142

3. 脑瘫家庭康复"小锦囊" /146

4. 脑瘫能治好吗 /163

Part 9 "星星"之火:儿童自闭症的家庭康复

1. 怎么知道孩子得了自闭症 /166

2. 自闭症有哪些表现和危害 /170

3. 怎样对自闭症孩子进行家庭康复 /178

4. 自闭症能治好吗 /190

Part 10 感"统"身受：儿童感觉统合失调的家庭康复

1. 关于感觉统合失调，你需要知道这些 /196

2. 感觉统合失调有什么表现和影响 /200

3. 如何在家里进行感觉统合训练 /202

Part 11 吃得好睡得香：儿童营养、睡眠家庭康复指导

1. 孩子怎么吃才能健康成长 /212

2. 孩子营养差，你需要了解这些 /224

3. 呼呼大"睡"：怎么睡才能健康成长 /228

Part 12 "潜"程远大：开发儿童潜能的家庭小妙招

1. 怎样的家庭环境有利于孩子发展潜能 /242

2. 怎样选择适合孩子的游戏和音乐 /246

3. 孩子生活不能自理，如何改造家庭环境 /255

Part 1

异乎寻常：快速了解发育迟缓

1 如何判断发育迟缓

2 正常发育的特点

如何判断发育迟缓

每个家长看到自己的孩子学习新事物和探索世界都是兴奋而又欣慰的。当家长发现自己的孩子发育得比其他孩子慢时,往往会担心孩子发育迟缓。所以对于家长而言,了解发育迟缓是非常重要的。发育迟缓包括体格发育迟缓、运动发育迟缓、语言发育迟缓、认知发育迟缓等,主要指6岁以下的孩子在发育早期的粗大运动和精细动作、语言理解和表达、认知、日常生活活动等方面存在显著延迟。显著延迟特指孩子发育筛查及发育诊断评估测试结果低于正常平均值2个或以上标准差。该类孩子因年龄过小而不能完成标准化智力测试,病情的严重程度也不能被准确评估。

发育迟缓是一种暂时性的诊断,一部分孩子将来可以发育正常;一部分以认知发育障碍为主的孩子,则发展成为智力残疾/智力障碍、学习障碍、交流障碍等;还有一部分孩子以运动发育障碍为主,同时伴有姿势异常和肌张力障碍。

有这些表现,孩子可能就是发育迟缓

发育迟缓的临床表现往往是多方面的,包括体格发育迟缓、运动发育迟缓、语言发育迟缓及认知发育迟缓,但也可以表现为其中的某一方面。不同类型的发育迟缓临床表现不同。

体格发育迟缓

体格发育是指孩子的身高和体重发育。如果孩子身高低于同地域、同年龄、同性别的健康孩子平均身高的2个标准差,或者每年身高增长低于4~5厘米,则称为身材矮小。

体格发育迟缓可以通过参照标准值或计算的方法判断。正常孩子体重、身高的生长标准值参见表1-1,如低于当前生长年龄对应的身高体重则需进一步去医院做检查。计算法是通过目标身高预算公式计算孩子身高是否在正常范围内。目标身高预算公式,男孩平均目标身高=(父亲身高+母亲身高)/2+6.5厘米,女孩平均目标身高=(父亲身高+母亲身高)/2-6.5厘米。若不在正常范围内,则需去医院进一步明确是否.有体格发育迟缓。

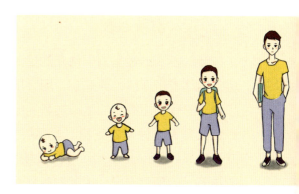

体格发育

表1-1 正常孩子体重、身高生长标准值

年龄	男孩体重(千克)	男孩身高(厘米)	女孩体重(千克)	女孩身高(厘米)
出生	2.9~3.8	48.2~52.8	2.7~3.6	47.7~52.0
1个月	3.6~5.0	52.1~57.0	3.4~4.5	51.2~55.8
2个月	4.3~6.0	55.5~60.7	4.0~5.4	54.4~59.2
3个月	5.0~6.9	58.5~63.7	4.7~6.2	57.1~59.5
4个月	5.7~7.6	61.0~66.4	5.3~6.9	59.4~64.5
5个月	6.3~8.2	63.2~68.6	5.8~7.5	61.5~66.7
6个月	6.9~8.8	65.1~70.5	6.3~8.1	63.3~68.6
8个月	7.8~9.8	68.3~73.6	7.2~9.1	66.4~71.8
10个月	8.6~10.6	71.0~76.3	7.9~9.9	69.0~74.5
12个月	9.1~11.3	73.4~78.8	8.5~10.6	71.5~77.1
15个月	9.8~12.0	76.6~82.3	9.1~11.3	74.8~80.7
18个月	10.3~12.7	79.4~85.4	9.7~12.0	77.9~84.0
21个月	10.8~13.3	81.9~88.4	10.2~12.6	80.6~87.0
2岁	11.2~14.0	84.3~91.0	10.6~13.2	83.3~89.8
2.5岁	12.1~15.3	88.9~95.8	11.7~14.7	87.9~94.7
3岁	13.0~16.4	91.1~98.7	12.6~16.1	90.2~98.1
3.5岁	13.9~17.6	95.0~103.1	13.5~17.2	94.0~101.8

运动发育迟缓

运动发育迟缓是指婴幼儿的抬头、翻身、坐、爬、站、走、跑、跳等粗大运动发育迟缓，或抓握、用大拇指和食指捏东西、转动脚趾、用舌头品尝、感受物品等精细运动发育迟缓，没有达到应有月龄的水平，而在认知和语言等方面基本正常。具体可采用 Alberta 婴儿运动量表、Bayley 发育量表、Peabody 运动发育量表等进行评估判断。单纯运动发育迟缓的孩子一般预后良好，短期的康复治疗就能达到良好效果。但部分在婴儿期就表现为运动发育迟缓的孩子可同时伴有其他症状，包括协调障碍、肌张力及姿势异常，将来可能发展为发育性协调障碍或脑性瘫痪，因此需要仔细进行鉴别。

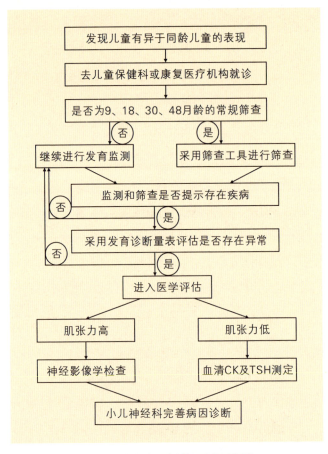

孩子运动发育迟缓的识别和诊断

CK：肌酸激酶；TSH：促甲状腺激素

Part 1　异乎寻常：快速了解发育迟缓

语言发育迟缓

语言发育迟缓是指孩子在语言发育过程中，落后于正常发育速度，未达到其年龄相应的水平。具体表现如下：①应该说话的年龄仍不会用言语表达；②开始说话后，比同龄孩子发展慢或出现停滞；③会说话，但语言表达能力较弱；④语言应用、词汇和语法应用能力较同龄孩子差；⑤只会用单词交流，不会用句子表达；⑥交流能力差；⑦回答问题时反应差；⑧语言理解困难和遵循指令困难等。语言发育迟缓作为一种临床表现，可以单独存在，如特发性语言发育障碍；也可以是孤独症谱系障碍、听力障碍、智力障碍等其他疾病的主要表现之一。

认知发育迟缓

认知发育迟缓又称精神发育迟缓、智力低下，主要以认知功能损害和适应能力缺陷为特点，其发病率为2%~3%。曾经被定义为智商（IQ）小于70的疾病，并一度几乎以IQ作为唯一的诊断依据。但现在认为，只有智力和社会适应能力共同缺陷才可作为诊断依据，低智商的孩子并不能被诊断为认知发育迟缓。认知发育迟缓的诊断要点有：①智力水平比同龄正常孩子明显低下，发育商（DQ）或IQ低于人群均值2个标准差，一般IQ低于70；②适应行为存在缺陷，低于社会要求标准；③起病在发育年龄阶段，即18岁以前。

其　他

其他发育迟缓和发育障碍包括孤独症谱系障碍、雷特综合征、多重复杂发育障碍和心理发育障碍等，这些发育障碍均有其特定的临床表现，同时伴有发育迟缓。

如果身高、体重、头围的测量值全部都偏低，表示孩子发育出现了全面的迟缓，应该向儿科专业人员做详细咨询，以确认是否需要做进一步的检查。如果只是身高、体重、头围等的某一项指标偏低，表示孩子可能出现了部分发育迟缓，可进一步检查神经系统或内分泌系统等项目，以了解孩子的生理发育是否受到了影响。

专业评估，帮助识别孩子发育迟缓

在发现孩子可能发育迟缓时，需要到医院进行专业的评估。目前医院使用的评估工具是参考孩子体格、运动、语言、智力等方面的生长发育的规律性所制订的。标准化的评估工具可以帮助识别发育迟缓的程度、类型和特点，也可以帮助预测孩子将来的发育结局。针对不同类型的发育迟缓，有多种评估工具，在临床上，医生会针对孩子表现出来的症状选择不同的评估工具。

发育迟缓对孩子的危害不容忽视

体格发育迟缓的危害

随着年龄的增长，体格发育迟缓的孩子的体重与正常孩子的差距会逐渐增大，身高亦往往比同龄人矮小，孩子可能会因此不喜欢和陌生人接触、交流，易产生自卑、挫败、退缩等不良情绪，严重者甚至会出现抑郁等心理问题，进而影响孩子的正常生活，在成年时对工作与择偶也会造成较大的影响。

运动发育迟缓的危害

运动发育迟缓主要发生于18月龄内的孩子，18月龄后才发生的运动发育迟缓多由进展性脑病或神经肌肉病变所致。其主要特征是运动方面的明显损害，表现为明显的运动迟缓，如抬头、独坐、爬行、行走等方面的落后，最终影响孩子的生活自理能力、学习能力等。

语言发育迟缓的危害

语言发育迟缓是孩子常见的发育性问题之一。2岁时语言发育迟缓的孩子，在3~4岁时有约50%的孩子语言发育达到正常水平，还有约50%的表达性语言迟缓的孩子不能自发地解决自身的问题；且有相当比例的孩子，尤其是感受性言语受损的孩子，难以摆脱语言带来的困扰，进而导致认知能力、读写能力出现困难，产生一系列行为异常和精神问题。

认知发育落后的危害

认知发育落后的孩子在 18 岁以前智力明显低于同龄儿童，同时存在适应性行为缺陷。因大脑发育不完善，认知发育落后的孩子情感表达幼稚，内心体验不深刻，掩饰性、隐忍性、自我克制性、情感的调节能力等都比较低，在生活与学习中长期失败，导致其缺乏自信心、主动性和积极性。且因为脑功能受损，他们在语言表达、运动技能的掌握方面都存在一定的困难。重度、极重度认知发育落后者还常伴有其他先天性躯体畸形及神经系统疾病，使得他们的个性形成受到一定的限制。

正常发育的特点

体格发育的特点

体格发育的常用指标有身高（长）、体重、头围、胸围、牙齿、囟门等。

身高（长）

身高（长）指从头顶至足底的长度，其发育特点是年龄越小，增长越快，且有 2 个发育高峰。一般出生时的平均身长为 50 厘米。第 1 个生长高峰是出生后第 1 年，尤其是在出生后头 3 个月增长最快，第 2 年生长速度逐渐减慢，1 岁内增长 25 厘米，1~2 岁增长 10 厘米，2 岁到青春前期每年增长 5~7 厘米。由此得出 2~12 岁身高的计算公式：身高（厘米）= 年龄 ×7+70 厘米。第 2 个生长高峰是 12 岁以后的青春期阶段，女孩在青春期

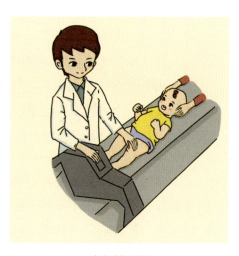

身长的测量

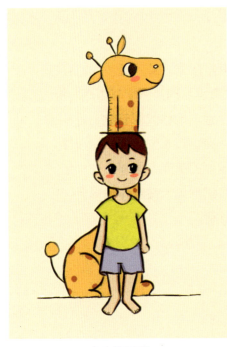

身高的测量

开始到初潮前会增高 5~8 厘米，男孩在青春期开始到变声前会增高 9~11 厘米；女孩初潮后每年增高 2~3 厘米，男孩变声后每年增高 2~3 厘米。

3 岁以内可用量板于卧位测量孩子身长。孩子仰卧，面向上，一人将孩子头固定，头顶接触量板，另一人按直孩子的双膝部，使双下肢伸直，移动足板，使之紧贴足底，读取数据。家中若无量板，可用同样的方法使孩子仰卧，保持身体平直，在体侧放上平行孩子的皮尺，读取数据。3 岁以上的孩子可用身长计或将皮尺钉在墙上进行测量。孩子直立，背靠身长计的立柱或墙壁，使两足后跟、臀部及两肩均接触到墙壁，足跟靠拢，足尖略分开，视线向前，两侧耳朵上缘与眼眶下缘的连线构成水平面，读取数据。

体 重

体重是反映孩子营养状况最常用的指标。增长规律与身高相似，在婴儿期和青春期存在 2 个生长高峰。体重的估算可以使用以下公式。小于 6 个月：出生时体重（千克）+ 月龄 ×0.7；7~12 个月：7 千克 +0.5×（月龄 -6）；2 岁至青春前期：年龄 ×2+7（或 8）千克。

当体重增长过快或过慢时，应注意有无肥胖或疾病存在。体重增长过快常见于肥胖症、巨人症，体重低于均值 85% 以下者为营养不良。测量体重应在空腹、排空大小便、仅穿单衣时进行。

头 围

头围大小与脑的发育有关，反映了脑和颅骨的发育程度。测量头围时用软尺，零点固定于头部一侧齐眉弓（即两眉毛之间）上缘处，将软尺紧贴皮肤，从头部另一侧绕过枕骨粗隆最高处（即后脑勺最凸处）而回至零点，读取测量值。测量时孩子应脱帽，长发者应将头发在软尺经过处上下分开,软尺紧贴皮肤,左右对称,松紧适中。

新生儿头围约为 34 厘米,出生后 6 个月增长约 8 厘米,7~12 个月增长约 4 厘米,1 周岁时约 46 厘米,2 周岁时约 48 厘米,5 岁时约 50 厘米,15 岁时接近成人,为 54~58 厘米。如果出生时头围 < 32 厘米,3 岁后头围 < 42 厘米,称为小头畸形。孩子大脑发育不全时头围常偏小,如果头围过大时应注意有无脑积水。婴儿期孩子的骨质柔韧性大,可因睡眠时常压迫一侧而致头形扁平或歪斜,因此应当经常调换睡眠体位。如果扁头或斜头明显,则需要在医生指导下进行矫形治疗。

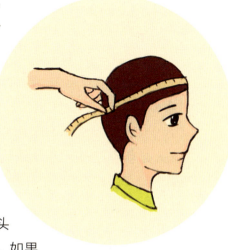

头围的测量

胸 围

胸围是反映胸廓、胸部和背部肌肉、皮下脂肪及肺发育程度的指标。出生时胸围比头围小 1~2 厘米,平均为 32 厘米;1 岁时胸围与头围大致相等,约为 46 厘米;2 岁后胸围逐渐大于头围,其差值(厘米)约等于孩子的岁数。一般营养不良的孩子由于胸部肌肉发育不良,胸围超过头围的时间较晚;反之,营养状况良好的孩子,胸围超过头围的时间会提前。测量胸围时,3 岁以下孩子可取站立位或卧位,3 岁以上的孩子取站立位。被测者处于安静状态,两手自然下垂或平放(卧位时),两眼平视前方,将软尺零点固定于乳头下缘,使软尺接触皮肤,经两肩胛骨下缘回至零点。取平静呼气与吸气时的读数,再取其平均值。测量时软尺应松紧适中,前后左右对称。

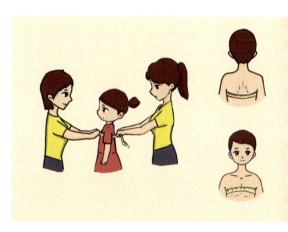

胸围的测量

牙 齿

新生儿一般无牙齿，出生后5~10个月开始出乳牙（早者4个月时已出现，晚者9~10个月才出现）。出牙顺序是先下颌后上颌，自前向后依次萌出，唯尖牙例外。一般是在孩子1岁时出8颗牙，2~3岁时出18~20颗牙，全部乳牙出齐共20颗。2岁以内的孩子出牙颗数可这样估计：乳牙数＝月龄-4（或6）。出牙时间推迟或出牙顺序混乱常见于佝偻病、呆小病、营养不良等。6岁后乳牙开始脱落，长出恒牙，直至12岁左右长出第二磨牙。

囟 门

囟门反映孩子颅骨间隙的闭合情况，对某些疾病的诊断有一定意义。约25%的孩子后囟在出生时已闭合，其余的也应在出生后2~4个月闭合。前囟应在出生后12~18个月闭合。囟门早闭且头围明显小于正常者，为小头畸形；囟门迟闭且头围大于正常者，为脑积水、佝偻病等。囟门凹陷多见于脱水，囟门凸出多见于脑压升高的脑炎、脑膜炎等。

运动发育的特点

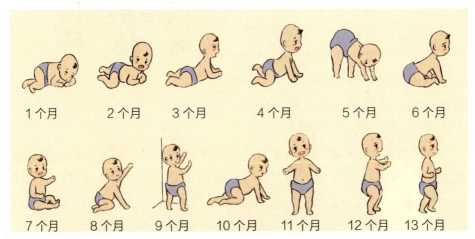

0~13个月孩子运动发育的国际标准

孩子的运动发育需要视感知的参与，与神经、肌肉的发育有密切关系。

Part 1　异乎寻常：快速了解发育迟缓

孩子运动发育的进程：2个月扶坐或侧卧时能勉强抬头；4个月扶着两手或髋骨时能坐，能握持玩具；7个月能独坐片刻，将玩具从一只手换至另一只手；8个月扶栏能站立片刻，会爬，会拍手；10~11个月扶栏能独脚站，搀扶或扶推车可走几步，能用拇指和食指捏取物体；12个月能独走，弯腰拾东西；18个月走得较稳，能倒退几步，能有目标地扔皮球；2岁能双足跳，能用杯子饮水，用勺子吃饭；3岁能跑，并能一脚跳过较低的障碍，会骑小三轮车，会洗手；4岁能奔跑，会爬梯子，基本会穿衣；5岁能单脚跳，会系鞋带（表1-2至表1-9）。

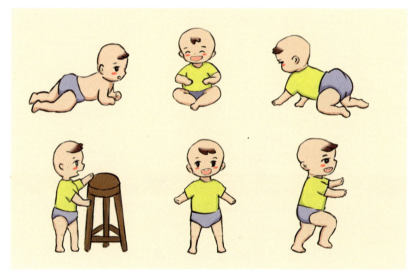

孩子的正常运动发育

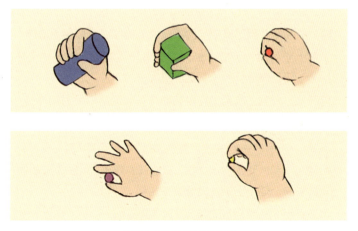

精细动作的发育顺序

表 1-2　各月龄婴儿俯伏爬行发育顺序

月龄	俯伏爬行发育顺序
1.0	反复抬头至少 3 秒
2.0	抬头 30~45 秒
3.0	用两肘支撑可抬头 50°~90°
5.0	可由一边转到另一边
5.8	可以翻身（由俯卧至仰卧）
6.0	用伸展的双臂支持，可抬起头部和胸部至少 90°
6.1	可以翻身（由仰卧至俯卧）
6.6	努力尝试爬行但无实际进展
7.2	放在地上可向周围转动
8.2	采取爬行体位
8.6	向前、向后移动
9.7	可用手和膝部爬行，并可用右手、左脚和左手、右脚交替前进

表 1-3　新生儿及各月龄婴儿爬行姿势

月龄	爬行姿势
新生儿	①由中间位转向侧方；②四肢呈完全屈曲姿势；③反射性俯爬
1	头至少抬高 3 秒
2	①头至少抬高 45°；②头至少保持抬高 10 秒
3	①抬头 45°~90°；②头至少保持抬高 1 分钟；③用两肘支撑；④两侧髋关节呈中度伸展
4	稳定的肘支撑
5	两上肢高举、腹部支撑、两下肢反复伸展，类似游泳动作
6	①两上肢伸展，手指半张开或全张开，以两手掌支持；②在平板上，抬高一侧下肢或外展（平衡反应）
7	俯卧位，一侧上肢至少可以抬高 3 秒（降落伞反射阳性）
8	移行期
9	腹爬
10	①用两手和两膝缓慢运动；②不协调的双手、双膝交互动作（四点爬）；③腹屈曲，躯干回旋从俯卧位会坐起
11	可做双手、双膝交互动作
12	可做稳定的双手、双膝交互动作

表 1-4　各月龄婴儿坐位发育顺序

月龄	坐位发育顺序
1.2	在坐位可保持头直立 8 秒
3.7	拉他们坐起时可抬头
3.8	可持续保持头部直立
5.0	拉他们坐起时可抬起头部、肩部或腿部
6.1	可单独坐，但要自己用手支撑
6.1	向前支持反应
6.6	由仰卧位抬头至少 5 秒
7.3	在没有扶持的情况下独坐至少 1 分钟
8.0	侧面支持反应
9.0	自行坐起
10.0	没有靠任何东西从坐位慢慢起来
11.2	后方支持反应

表 1-5　新生儿及各月龄婴儿坐位情况

月龄	坐位
新生儿	①头常转向一侧；②两足可交互踢蹬；③扶坐时头从前方反复抬起，1 秒左右 1 次
1	仰卧位时，头至少可保持中间位 10 秒
2	坐位时，头保持垂直位至少 5 秒
3	①坐位时头至少可保持 30 秒的垂直位；②仰卧位水平托起，头也不后垂
4	拉起时头随轻度屈曲的下肢一起抬高
5	①拉起时头在脊柱延长线上抬高；②坐位躯干倾斜，头也可保持垂直位
6	①拉起时两上肢稍屈曲；②坐位时不管躯干向哪个方向倾斜，头的稳定良好
7	①从仰卧位主动向俯卧位翻身；②仰卧位抓两足玩（手足协调）
8	①抓住他人的手从仰卧位主动坐起；②后方支持至少能坐 5 秒
9	至少独坐 1 分钟
10	①从仰卧位抓住家具独自坐起；②伸腿坐（腰伸直，两下肢缓慢伸展独坐）
11~12	稳定伸腿坐

表1-6　各月龄婴幼儿直立运动发育顺序

月龄	直立运动发育顺序
6.3	踏步反应，舞蹈动作
8.3	在扶持下可双脚站立
9.2	自行起立，并可扶物继续站立
10.0	可扶床栏或家具横向移动
10.6	别人牵着会步行
12.9	会自己站立
13.0	无扶持下至少走三步
14.6	走得好
14.7	不扶任何物件弯腰拾物
15.4	可后退行走

表1-7　新生儿及各月龄婴儿步行姿势

月龄	步行姿势
新生儿	扶站时下肢有短暂支撑，扶站时有自动踏步动作
1	同新生儿
2	扶站时下肢有短暂支撑，扶站时自动踏步动作逐渐消失
3	两下肢屈曲接触地面
4	让足接触床面，可使膝、足关节伸展，两下肢的屈位常中断
5	用足尖支持
6	①两下肢膝关节伸展，髋关节稍伸展，至少支持体重3秒；②有时全脚着地
7	支持躯干在硬的地面上跳跃
8	7~9个月移行期
9	扶两手至少可支持体重站立30秒
10	独自抓站
11	①抓住家具独自站立；②扶走或向侧方交互步行；③牵两手走
12	①扶家具慢步走；②牵单手走

表 1-8　各月龄婴幼儿伸手取物及握持的发育顺序

月龄	伸手取物及握持的发育顺序
3.0	看着及玩自己的手指
3.0	双手主要呈打开姿势
3.5	握持反射消失
3.5	当给他们圆环时可以握着
4.6	当圆环拿近时他们可以伸手握住圆环，并将圆环送到口边
5.0	桡侧手掌握持
5.3	伸手拿悬挂着的圆环并紧握
5.6	能拿着两块积木至少 3 秒
6.2	抓自己的脚和玩自己的脚趾
7.0	可将玩具由一只手转移到另一只手
8.0	剪刀样握持
9.0	食指与拇指拈
10.1	精巧指尖拈
11.4	用食指指物
12.0	主动放开手中物品
14.1	能堆 2 块积木的塔

表 1-9　新生儿及各月龄婴儿把握姿势

月龄	把握姿势
新生儿	①两手紧握；②明显的手把握反射
1~2	移行相：两手频繁半张开
3	把半张开的手伸向红色物品方向
4	①两手主要半张开；②两手一起玩；③把玩具拿到口边（手口协调）
5	伸手触摸玩具
6	①有意抓握玩具；②用手掌握：用全手掌和伸展的拇指握；③两手交换玩具
7~8	①两手各抓握一块积木并短时地有意用力保持不扔掉；②用伸展的拇指及其他各指抓小圆板，不碰手掌
9	故意扔掉物品
10	①镊子握：用伸展的食指及拇指捏小物品；②多次搭起两块立方积木
11~12	钳子握：用屈曲的食指及拇指指尖捏小物品

语言发育的特点

语言是表达思想、意识的一种方式，是孩子全面发育的标志。孩子的语言发育除了与脑发育关系密切以外，还应考虑听觉器官、发音器官的功能是否正常，并与后天练习有关，与周围人群的语言交流是促进语言发育的重要条件。孩子语言发育年龄大致如下：1月龄能哭；2月龄会笑，发喉音；3月龄能咿呀发音；4月龄能发出笑声；7月龄能发出"妈妈""爸爸"等复音，但无叫喊亲人之意；10月龄"妈妈""爸爸"成为呼唤亲人之意，能开始用单词；12月龄能叫出简单的物品名如"灯"，能以"汪汪""咪咪"等代表狗、猫，能指出鼻子、耳朵；15月龄能说出几个词及自己的名字；18月龄能指出身体各部位；2岁能用2~3个字组成的词语表达意思；3岁能唱儿歌，能数几个数字；4岁能认识3种以上的颜色；5岁能唱歌，并能认识简单的汉字；6~7岁能讲故事，学习写字，准备上学。

认知和社会心理发育的特点

视感知的发育

新生儿短暂地注视和反射性地跟随近距离内缓慢移动的物体；3月龄头眼协调好；6月龄能转动身体协调视觉；9月龄能较长时间地看3~3.5米的人物活动；1岁半能注视悬挂在3米处的小玩具；2岁能区别垂直线与横线，目光跟踪落地的物体；4岁时视力为0.5（国际标准视力表）（表1-10）。

表1-10　视觉的发育顺序

年龄	视觉的反应
新生儿	可看到距离约20厘米的物体，太近、太远的均看不清，对人脸感兴趣，能追随移动的物体
2个月	最佳注视距离是15~25厘米，太近、太远便不能看清楚。对复杂图形的觉察能力和辨认能力约为正常人的1/30。头可跟随移动的物体在水平方向转动90°

续表

年龄	视觉的反应
3~4个月	能对近的、远的目标聚焦，眼的视焦调节能力已和成人差不多。喜欢看自己的手，可随着物体水平转动180°
5~6个月	目光可随着上下移动的物体垂直方向转动90°，并可改变体位，协调视力。颜色视觉的基本功能已接近成人，偏爱红颜色。喜欢照镜子看自己。对复杂图形的觉察和辨认的视觉能力有了很大提高
12~18个月	看到运动的物体，能明确地做出反应，如闪烁的光等。容易注视图形复杂的区域、曲线和同心圆等。表现出对某些颜色的偏爱。能注视3米远的小玩具
18~24个月	两眼协调好，视力可达0.5
2~3岁	可区别垂直线与横线，能注视小物体及画面达50秒
5岁	可区别各种颜色，视力一般为0.6~0.7
6岁	视深度已充分发育，视力可达到1.0

听感知的发育

新生儿出生数天后就能听到50~90分贝的声响；3月龄能将头转向声源；4月龄听到悦耳的声音时能微笑；5月龄对母亲的语声有反应；8月龄能区别语声的意义；9月龄能寻找来自不同高度的声源；1岁能听懂自己的名字；2岁能听懂简单的吩咐；4岁听觉发育已完善。

性格的发育

性格是意愿、毅力、判断、对周围环境适应能力的情绪反应等特征的总称。性格发育在婴幼儿期常称为个人－社会性行为发育。性格发育主要包括情绪反应、相依感情、游戏、违拗性等。新生儿期就已表现出不同的气质，在活动度、敏感性、适应性、哺乳、睡眠等方面表现出个人特点。孩子的活动及面部表情很早就受外界刺激的影响，对于哺乳、搂抱、摇晃等具有愉快反应，不愉快则表现为啼哭。随着月龄增长，不愉快逐渐减少。6月龄后已较能忍耐饥饿，9月龄后能较长时间地离开母亲。真正的脾气发作始于3~4岁的孩子。

孩子与亲人之间相依感情的建立是社会性心理发育的最早表现。亲人在日常生活中对孩子的生理需求做出及时、适当的满足，促使相依感情的牢固建立。孩子在 5~6 月龄时怕生，表现为拒绝让陌生人抱，10~18 月龄时表现得最为明显的与母亲分离时的焦虑情绪都与相依感情有关。

孩子的性格在游戏中可以得到表现和发展。5~6 月龄时开始知道与别人玩"躲猫猫"，9~10 月龄可玩拍手游戏，1 岁孩子可独自玩，2~3 岁各玩各的玩具，3 岁以后多两人对玩，3~4 岁时开始参加竞赛性游戏，4 岁以后开始找伙伴玩，5~6 岁时能自由参加 3 人以上的竞赛性游戏，学龄孩子中可出现以强凌弱的带头人和以理服人的带头人。

孩子 1 岁前的生理需求完全依赖成人予以满足；1.5~2 岁的孩子已有一定程度的自立感；2 岁左右的孩子常表现出明显的违拗性；3 岁后又可出现喜欢纠缠亲人；4 岁后依赖情绪逐渐减弱。正确认识孩子性格发育过程中的特点，对于了解孩子性格发育具有重要意义。

（编者：廖秋菊　王筱玥　黄诗雅　郑　韵；审稿：张　芸　徐开寿）

Part 2

"动"察秋毫：运动发育迟缓的家庭康复

1. 了解运动发育迟缓
2. 早期筛查，帮助识别运动发育迟缓
3. 怎样对运动发育迟缓的孩子进行家庭康复
4. 运动发育迟缓能治好吗

了解运动发育迟缓

在成长过程中，孩子的每个进步都会带给父母极大的喜悦和满足。但当你发现孩子每天懒懒地躺着，头软软的不能竖起来，坐得摇摇晃晃像不倒翁等情形时，是否会引起你的重视，去进一步了解这些现象背后的原因并想办法帮助孩子解决这些问题呢？一般来说，1岁以内的孩子最突出的行为发育就是运动发育。2岁之后，孩子就能学会更高级别的运动，以满足其玩耍、运动及生活所需。因此在不同年龄阶段，孩子需要学习和掌握的运动技能也是不同的。人体运动发育虽遵循一定的规律，但因受遗传和环境等因素的影响，不同个体表现出显著的差异性，即每个孩子的运动发育轨迹都不会完全相同。

运动发育迟缓的主要临床表现有：与同龄孩子相比大运动和手部的运动都落后，如在相应的月龄还不能抬头、不会翻身、不会坐、不能爬行、不能站立、主动运动减少等。

要想确定孩子运动发育相对落后的程度，我们首先要知道正常孩子是如何发育的。运动发育可分为 4 个部分：粗大运动发育、反射发育、平衡能力发育、精细动作发育。

粗大运动发育

粗大运动发育主要是指孩子在发育过程中所出现的抬头、翻身、坐、爬、站、走、跑和跳等运动的发育。可以从仰卧位、俯卧位、坐位和站立位 4 个常用体位来解释人体姿势运动发育的各项功能，具体参见表 2-1 至表 2-4。

Part 2 "动"察秋毫：运动发育迟缓的家庭康复

表 2-1 俯卧位发育里程碑

俯卧姿势	姿势描述	50% 孩子能做到的年龄	90% 孩子能做到的年龄
头可不对称地抬起至 45°	双手、前臂和胸部，双肘在肩部后方，髋、膝部保持弯曲	2 周	2 个月
头可对称地抬起至 45°	双手、前臂和胸部，肩轻微外展，双肘在肩部后方	1 个月 1 周	2 个月 3 周
抬头角度超过 45°	重力对称分布于前臂和躯干，肩部外展，双肘与肩平齐，或位于肩部前方	2 个月 2 周	3 个月 3 周
臂膀展开	重力集中于双手、下腹和大腿	4 个月 1 周	6 个月
俯卧"游泳"	重力集中在腹部	4 个月 3 周	8 个月
俯卧伸手	重力集中在腹部和一侧上肢	5 个月	7 个月
俯卧旋转身体	重力集中在躯干、手臂和双手	5 个月 3 周	8 个月 1 周
俯卧翻身到仰卧，没有躯干旋转	由头部带动，整个过程中肩始终与骨盆呈直线	6 个月	8 个月 1 周
俯卧翻身到仰卧，伴有躯干旋转	由肩、骨盆或头部带动	7 个月	9 个月 1 周
四点跪	用双手和双膝支撑	7 个月 1 周	9 个月 1 周
两侧交替爬行	"匍匐"爬行	7 个月 2 周	9 个月 1 周
四点交替爬行	用双手和双膝爬行	8 个月 2 周	13 个月

表 2-2 仰卧位发育里程碑

仰卧姿势	姿势描述	50% 孩子能做到的年龄	90% 孩子能做到的年龄
仰卧，头在正中	四肢可随意弯曲伸展，双腿踢动，或轮流踢动	3 周	2 个月
将双手举到正中	头在正中，下巴内收双腿踢动，或双腿交替踢动	2 个月 2 周	3 个月 3 周
将双手举到膝部	头可以轻易地从一侧转到另一侧，下颌内收	3 个月 2 周	5 个月
将双手举到脚	下颌内收，髋部屈曲超过 90°	4 个月 2 周	6 个月

续表

仰卧姿势	姿势描述	50%孩子能做到的年龄	90%孩子能做到的年龄
翻为俯卧，没有躯干旋转	肩始终与骨盆呈直线	5个月3周	9个月
翻为俯卧，有躯干旋转	非滚动，伴随躯干旋转	6个月3周	9个月

表2-3 坐位发育里程碑

坐位姿势	姿势描述	50%孩子能做到的年龄	90%孩子能做到的年龄
有支撑地坐着	头直立正中位，身体周围需要保护	刚出生	1个月
不能持续坐着	头可抬到正中，肩在臀部前方。可通过弯腰保持独立坐姿	4个月1周	6个月
用手支撑坐着	用手支撑体重来保持坐姿，可将头抬直，不能进行任何姿势转换	4个月2周	6个月
自己坐	肩与臀部呈直线，能够玩玩具，能够保持该动作	6个月1周	8个月
从坐姿到四点跪	坐位翻转向一侧后变为双手和双膝着地支撑的四点跪	7个月3周	9个月3周
从坐姿到俯卧转换	坐位向前或向一侧翻转变为俯卧姿势	8个月1周	12个月1周

表2-4 站立位发育里程碑

站立姿势	姿势描述	50%孩子能做到的年龄	90%孩子能做到的年龄
在有支撑的情况下站立	可用脚或脚趾承受体重，头在身体的正中，肩在臀部之前。支撑在腋下	1个月	3个月
在有支撑的情况下站立，臀部和肩呈直线	脚部可承受体重，有主动的躯干控制力。支撑在胸部	4个月2周	7个月2周
拉住东西自己站起来	抓住支撑表面能独自完成站立的姿势，也可通过单腿跪立或其他姿势来实现	8个月1周	10个月

续表

站立姿势	姿势描述	50% 孩子能做到的年龄	90% 孩子能做到的年龄
用手支撑半跪位	使用臂部支撑实现单腿跪立	8 个月 2 周	11 个月
扶走	扶着东西左右移动	9 个月 1 周	11 个月 3 周
独自站立	不需要扶持	10 个月 2 周	13 个月
独立行走	无须帮助	11 个月	14 个月 1 周
由蹲位站起	无须帮助	11 个月 2 周	14 个月 1 周
蹲	保持蹲下的姿势	12 个月	14 个月 3 周
由四点跪站起	无须帮助	12 个月 3 周	15 个月

反射发育

孩子在粗大运动与姿势发育的同时往往还伴随着反射发育。神经反射的发育与神经系统成熟度的发育密切相关，通常可分为 5 类：①出生时即有，终身存在；②出生时即有，暂时存在的反射（表 2-5）；③出生后逐渐稳定的反射；④出生后一段时间内可存在的病理反射；⑤出生后逐渐建立、终生存在的反射和反应（表 2-6，表 2-7）。若该消失的反射未消失，或者该出现的反射未出现或减弱，则提示神经系统受损。

表 2-5 常见原始反射出现及存在的时间

名称	出现及存在的时间
觅食反射	0~4 个月
手握持反射	0~4 个月
足握持反射	0~10 个月
拥抱反射	0~6 个月
放置反射	0~2 个月
踏步反射	0~3 个月
张口反射	0~2 个月
上肢移位反射	0~6 周

续表

名称	出现及存在的时间
侧弯反射	0~6个月
紧张性迷路反射	0~4个月
非对称性紧张性颈反射	0~4个月
对称性紧张性颈反射	0~4个月
交叉伸展反射	0~2个月
阳性支持反射	0~2个月

表2-6 立直反射出现及存在的时间

名称	出现及存在的时间
颈立直反射	新生儿→持续6~8个月
躯干头部立直反射	2~3个月→5岁左右
躯干立直反射	3~4个月→5岁左右
迷路性立直反射	6~7个月以前→终身
视性立直反射	5~6个月→终身
保护性伸展反射	6~7个月→终身

平衡能力发育

平衡能力是指在不同环境下,孩子维持身体直立姿势的能力。在发育过程中孩子的平衡反应出现及存在的时间,可参见表2-7。

表2-7 平衡反应

名称	出现及存在的时间
仰卧位倾斜反应	6个月→终身
俯卧位倾斜反应	6个月→终身
膝手位倾斜反应	8个月→终身
坐位倾斜反应前方	6个月→终身
坐位倾斜反应侧方	7个月→终身
坐位倾斜反应后方	10个月→终身

续表

名称	出现及存在的时间
跪立倾斜反应	15 个月→终身
立位倾斜反应前方	12 个月→终身
立位倾斜反应侧方	18 个月→终身
立位倾斜反应后方	24 个月→终身

精细动作发育

3 岁以前是孩子精细动作发育最迅速的时期。随着孩子月龄的增加，精细动作的随意性也日趋完善（表 2-8）。

表 2-8　精细动作发育里程碑

月龄	精细动作发育情况
新生儿	紧握拳，触碰时可收缩 可引出握持反射，持续 2~3 个月，主动握物动作出现，握持反射消失
1	双手会经常握拳，物体触碰手时，握拳更紧
2	偶尔可张开双手，给物可拿住 偶尔能把手或手中物品送到口中舔舔
3	可用手摸物体，触物后偶尔能抓住 手经常呈展开姿势，可握物持续数秒 仰卧清醒状态时，双手能凑到眼前并可注视手的动作，6 月龄以后该动作消失
4	可常常用手去抓东西，但对距离判断不准 可用整个手掌握持物体，握物时间延长，且能用眼睛对握物跟踪片刻，出现最初的手眼协调
5	物体碰到手时可出现主动抓握动作，但动作不协调 会玩衣服，并能把衣服拉至脸部 能用手玩玩具，并可抓握较长时间 可用双手去抓物，并会放入口中 可迅速伸手抓握面前的玩具，玩具掉下后可再拾起
6	可用全手抓积木，能握奶瓶，玩自己的脚 可准确地拿取悬垂在眼前的物体 会撕纸玩 当手中拿着一块积木家人再给另一块积木时，会自己扔掉手中原有的积木再去拿新的积木

续表

月龄	精细动作发育情况
7	可用拇指及其他2个手指握物 可用一只手触物，并能将手中的物品放入口中，可自己完成物品从一只手到另一只手的传递和转移
8	可用桡侧手掌或桡侧手指抓握，用拇指和其他3个手指能捏起物品 能用多种方法玩同一个玩具，如放入口中咬、拍打、摇晃等 能自己将物品递给别人 喜欢将高处的物品故意推倒在地上
9	能将手中的物品对敲 可用拇指和食指捏起小物品（如黄豆、玻璃球等）
10	可用拇指和另一手指准确地捏起直径为0.6毫米的物品 可用食指触物，能扔掉手中的物品或主动放下物品，传递物品时不松手
11	喜欢听物品掉到地上的声音，可主动拆开物品的外包装
12	能用拇指与食指捏更小的物品，可单手抓2~3个小物品，会轻轻抛球 能将物品放入容器中并拿出另一个 能全手握笔，但不能有意识地涂画
15	能搭2~3块积木，可用勺子取物，能用全手握笔，自发乱画 能倾斜瓶子倒出小物品（小球），并可自己用手捏
18	能搭3~4块积木，能大体翻书，可自己穿大珠子或大扣子 能用勺子舀食物，但不能控制好平衡，出现外溢 能自发地从瓶中倒出小物品
21	能搭4~5块积木，可模仿画线条，但不连续，可用双手端碗
24	能搭6~7块积木，可转动门把手，可穿直径1.2厘米的珠子，能用勺子吃饭，但会外溢 能用手指握笔，模仿画垂直线 能一页一页地翻书
27	能模仿画直线 会拆装简单的组装玩具，会自己脱鞋、脱袜子
30	能搭8~9块积木，能模仿画水平线和交叉线 能较准确地穿珠子 会穿裤子、袜子和鞋，会解开上衣扣子，可单手端碗
36	能搭9~10块积木，会将珠子放入小口径的瓶子（5厘米） 会用纸折正方形、长方形或三角形等，边角整齐 能模仿画圆形、十字形，能临摹"○" 会系纽扣，会向杯中倒水，能控制水的流速

3月龄不会追视、6月龄不会伸手够物、8月龄不会倒手、12月龄不会捏取等都是精细运动发育迟缓的表现。如果发现孩子的这些精细运动能力明显落后，需抓紧时间去医院进行精细运动发育的评估和做进一步的相关检查。

早期筛查，帮助识别运动发育迟缓

在家庭和日常生活中，怎么样才能发现孩子的运动姿势异常呢？又有哪些表现提示孩子可能存在运动发育迟缓呢？

运动发育迟缓的孩子，一般表现为四肢躯干的主动运动减少，对外界刺激反应较小。在日常生活中的表现也会带给家长一些提示，如经常喜欢躺着或静坐，因为这些姿势不需要很多主动的肌肉控制。长期运动发育迟缓的孩子一般都会合并认知上的发育迟缓，导致孩子整体发育水平与正常孩子差距逐渐加大，影响孩子的日常生活能力和社会交往能力，并对其心理发展造成负面影响。

发育评估如何进行

运动发育迟缓的相关评估十分重要，它相当于是了解孩子发育程度和特点的一个过程。但每个评估工具有其特殊的适用人群和临床意义，只用一种评估工具常不能全面地说明孩子发育迟缓的具体情况。因此需要有经验的儿科康复专业人员根据孩子表现出来的具体情况，灵活地应用和配合使用各种评估工具，方可全面地评估患儿各方面的功能，有时还需要连续追踪检查才能对孩子的病情做出较为准确的预测。

评估时一般是评估者根据各种评估工具的要求或条目，诱导孩子进行各种活动，如翻身、爬行、伸手取物等，按照孩子完成任务的情况来打分。最后根据孩子的得分情况来分析当前所存在的问题和发育迟缓的程度，再提出适合孩子的治疗方案。评估时需要孩子处在一个较为良好的状态，不哭闹、不饥饿、不困乏，这样才能对评估者的诱导做出与平常相类似的反应，更好地反映出孩子本身应有的发育水平。

3 怎样对运动发育迟缓的孩子进行家庭康复

针对孩子运动发育迟缓的特殊性和日常性，最有效和简便的方法就是进行以家庭为中心的康复和管理，即家庭康复。因为父母和孩子在一起的时间较长，只有将康复方案融入孩子的生活环境中，才能保证康复训练的强度和持续性。

在家做好这几点，康复更有效

要坚持以家庭为中心的治疗原则，致力于以活动为核心的干预，关注孩子与环境的互动并尊重孩子。无论孩子的年龄和能力如何，都可以按这四个方面开展家庭康复：确定活动和参与的目标、评估环境中的障碍和便利因素、父母参与、确定孩子主动参与和热情投入。做好这四方面，可使家庭康复收到事半功倍的效果。

家庭康复的原则

家长在进行家庭康复时，若希望获得良好的治疗效果，则需围绕以下8项原则进行训练。

鼓励抗重力的运动

鼓励运动发育迟缓的孩子以更为直立的体位进行运动。家长可通过观察，确定哪些姿势是目前孩子喜欢的，训练时可以从孩子喜欢的姿势开始，再循序渐进地以不同的方式诱导孩子进行抗重力运动。

选择适合孩子年龄的方案

孩子不必进行所有的运动技能训练，而是选择适合孩子年龄且重要的运动技能。

考虑使用座椅和固定姿势的设备

无论孩子的能力怎样，都需要尝试各种姿势，如坐、下肢支撑或上肢支撑等。如果孩子不能独立完成这些姿势，应该考虑使用相关设备，如坐位姿势维持座椅可帮助腰部控制力量较差的孩子维持坐姿，站立架可帮助双下肢支撑能力差的孩子体验不同强度的下肢支撑。

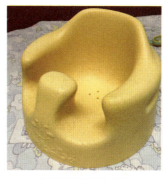

坐位姿势维持座椅

鼓励孩子从不成熟姿势转为成熟姿势

可以通过成熟或不成熟姿势运动来观察孩子的活动。不成熟姿势运动的标志就是用较大支撑面稳定姿势、在运动时维持较低的重心。

运动发育迟缓如肌张力低的孩子常偏爱这样的姿势，因为在这样的模式下进行运动，他们的姿势会更稳定，感觉更"安全"。但这样的姿势可能会妨碍孩子去探索新的运动和姿势。家庭康复时可以通过不断缩小孩子的支撑面和提高孩子的运动重心，鼓励孩子体验不同的运动和姿势，从而促进孩子掌握更为成熟的动作。具体的策略取决于孩子的年龄及运动技能目标。

采用有效的姿势

在日常生活中，家属需留心观察孩子的姿势，孩子可能会自然而然地找到有效的运动方法，尽管不是最成熟的方法。家长可允许孩子先用自己喜欢的方法进行运动，再引入更有挑战性的活动。康复的目标是功能上的获得和独立，而不是只关心活动的质量和形式，即重点是孩子能不能独立进行某项活动，其次才是活动时的姿势是不是标准。

让孩子有动力

孩子需要一个有趣的、使其兴奋的环境来锻炼，并使他们有探索环境的意愿。

保持耐心

引入一项新技能或活动时，要给孩子适应的时间。一项新技能或活动可能需要孩子领会或使用多项不同的能力，但这需要慢慢来，保持耐心。

提供练习机会

在日常生活中,需要让孩子重复大量的练习来掌握一个技能。家长可通过玩耍、将孩子摆放于不同的姿势来鼓励孩子不断重复某项活动,从而达到强化这项活动的效果。

怎样在家庭环境中进行康复

在进行家庭康复前,应先到医院进行专业的评估、了解孩子当前发育迟缓的特点和程度,经治疗师制订治疗方案并进行康复指导后再开始家庭康复。家庭康复的内容除包括上文所述的俯卧位、仰卧位、坐位、站立位下的活动外,还包括连接这些姿势的相关动作,这样才能让孩子的运动发育更全面,能更好地活动,更独立地探索周围的环境。

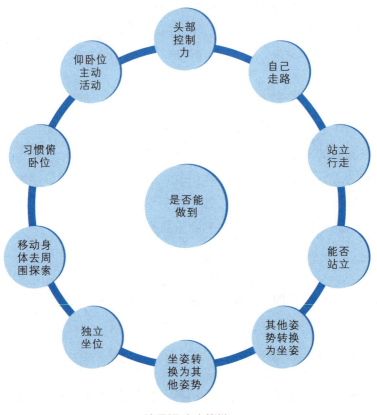

孩子运动功能链

需要注意的是，孩子在进行训练时应该保持心情愉快，哭闹或反抗通常表示训练过量或训练时机不适宜。此时家长应探究孩子哭闹的原因（饥饿或困乏），待孩子状态良好后再进行治疗。训练时还应循序渐进，时刻观察孩子的情况，避免其过度疲劳，不要为求快速获得训练进展而采用一些不适合孩子当前情况的治疗方法，过于冒进的治疗方法可能会导致孩子出现运动损伤等不良反应。

当孩子对部分活动的掌握能力较差时，家长可给予适当的辅助。但一般是以诱导为主。家长过多的帮助可能会让孩子产生依赖心理，影响训练效果。

头部控制

头部控制是指在各种顺应重力和抗重力体位，包括在被抱着、仰卧位、俯卧位、在有支撑的情况下坐位以及站立位姿势下伸展、屈曲、侧屈和旋转头部的能力，良好的头控能力是孩子一切活动的前提和基础。头部控制好的孩子能够用眼睛来注视、追随、观察物体，这样就会有更大的活动空间，也能参与更多的互动。

1 训练目标

促进头部控制力的发育。

促进在肌肉控制力和力量方面的发育，使孩子能够进行抗重力运动。

促进躯干旋转动作的发育。

鼓励通过手臂和腿部来承重并能实现重心转移。

2 指导原则

让孩子尝试各种姿势可以为抗重力运动打下基础。随着孩子逐渐形成身体感知，并开始获得肌肉控制力，他们会产生通过视觉、声音、触摸和味道来与环境互动的愿望。如果环境令孩子感到兴奋，他们就会继续扩大探索的范围，从而尝试新的技能。

3 训练方法

抱孩子的方法：①让孩子背对家长，用家长的身体支撑孩子的背部和头部；②让孩子一侧身体贴着家长，孩子面朝外，背部和头部靠着家长的一只胳膊，让孩子的腿弯曲，家长用手托着孩子的臀部；③让孩子面对家长，如有必要，请用手支撑孩子的头部和颈部。

4

活动建议

①在所处的环境中四处走动，使孩子有视觉兴奋，例如，看看窗外、镜子、不同的东西或人；②抱着孩子以不同的方式走动，如快走、慢走、跳舞、转圈；③告诉孩子看到的是什么，让孩子伸手够东西、摸东西；④开始时周期短一些，需要时让孩子靠着家长休息；⑤一个姿势维持一段时候后可变换另一个姿势怀抱孩子，训练时可循序渐进，若孩子有一定的头部控制能力时，可稍稍减少对其头部的支持，使其稍微失去平衡，这将有助于他们学会如何去控制肌肉，使头部回归到正中的位置。

仰卧位主动运动

仰卧时，孩子会逐渐学会四肢抗重力活动的能力。他们渐渐能够将原本只在身体两侧活动的双手放在中间以便抓握、把玩物体；他们会通过踢腿或把脚举起到手边，来获得臀部、双腿和腹部的肌肉控制能力；之后他们的双脚开始屈起来并踏在床上，并可以将臀部抬离床面；他们可学会如何将重心从一侧转移到另一侧，并扭转躯干，这是在为翻身做准备。肌张力较低的孩子在进行这些抗重力运动时会比较困难，这使得他们常常四肢伸展着躺卧，四肢的屈曲动作少，就好像粘在床上一样。

1

训练方法

支撑孩子的背部，让其做出低头（收下颌）的动作。可以将一块折叠好的小毛巾或小毯子放在孩子的头下面，帮助其低头、收下颌，以便孩子可以看到自己的身体和环境。

家长在床上坐着或半卧位，用大腿支撑孩子的背部，孩子头部靠近家长的膝部。训练时家长可将膝部逐渐抬高，逐渐使孩子头部高过身体（形成斜面），这样可以帮助孩子逐渐竖直身体，给孩子提供支撑以增强颈部和腰部肌肉力量。

孩子仰卧位，将玩具放到孩子的任意一侧，使其能够看见，但刚好够不着。鼓励孩子用任意一只手去够玩具，可以扭转身体用手去够另一侧的玩具，也可以通过向有玩具的那一侧伸展来够玩具。

将手放在孩子臀部下面,将臀部的一侧向另一侧翻转。抬起臀部一侧,向另一侧翻转。两侧轮流进行。

拿一个玩具,放到孩子的脚可以碰到的地方,鼓励孩子踢腿。音乐玩具可能会更有吸引力。

家长握持孩子的两只脚,让孩子的两只脚掌相互拍击,跟孩子一起玩。将孩子的脚放在地上,使孩子通过双脚体会来自地板或其他物体表面的压力。家长也可以用手抵着孩子的脚掌,轻轻地往前推,让孩子的脚掌抵抗家长的手掌,来训练孩子的蹬腿能力。

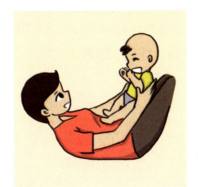
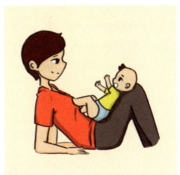

支撑仰卧位

2

活动建议

拿一些有趣的玩具让孩子看。将物体从一边移动到另一边,使孩子的目光跟随物体移动、头部从一边转向另一边。还可以将物体从头移到脚,鼓励孩子向上、向下看。

将孩子的手移到中线位,把玩具放到孩子手中,让他们拿着或把玩,鼓励孩子自我探索。

鼓励、诱导孩子自己将手移到中线位。

鼓励孩子伸手向各个方向够玩具或其他物体。

可以将孩子的手往腿部方向伸展,同时使孩子屈膝,以便让孩子的脚接近自己的手。鼓励孩子伸手去够并抓住自己的脚。

训练时需注意循序渐进,先鼓励孩子去往身体任意一个方向抓取东西,再鼓励孩子往另外一个方向伸手去够东西。

俯卧位运动

俯卧位所练习的技巧会让孩子向前移动，最终发育出爬行的能力。最开始的时候孩子会俯卧位趴着抬头，随着其自身的发育，头部可以抬得更高并且可以竖立在中线位，手臂支撑姿势也从原本的前臂支撑、肘部着床变为肘部伸直、以手掌进行支撑。之后孩子会逐渐学会膝部、髋部屈曲，把身体抬离床面，最终发育出四点跪姿势。这时他们会通过手臂和大腿支撑身体的重量，从而增加肩部、臀部和背部的肌肉力量。孩子在俯卧位的姿势下通过伸手够物、爬行等活动进行肢体间的重心转移，从而使平衡控制和姿势控制得到发展。

随着"仰睡运动"的兴起，孩子俯卧的时间越来越少，而仰卧的时间则越来越多。因此，有必要强调每天"俯卧练习"的重要性。

1

训练方法

在家长仰卧或背靠别的物体作为支撑时，让孩子面向家长俯卧在家长的胸部。

让孩子俯卧在地板或床上。如果孩子不能抬起头，或不愿意维持这样的姿势，家长可以卷一个小毛巾或毯子放在孩子的双臂和胸部下面。

当家长坐在地板或椅子上时，让孩子横向俯卧在家长的大腿上。

让孩子俯卧在一个小坡面（或斜板）上，肩膀和胳膊要超过坡面顶部。

让孩子俯卧在治疗球或治疗滚筒上。慢慢向前滚动滚筒并促使孩子的身体向前移动，鼓励孩子伸展双臂，并张开双手来支撑床面以承接身体的重量。向一侧慢慢倾斜治疗球或治疗滚筒，鼓励孩子伸展同侧的手臂，并通过张开的手承重，以锻炼这侧手臂的支撑能力。

家长坐在地板上时，让孩子趴在家长的一条腿上，使孩子的膝盖和手能够触到地板，以锻炼孩子的四点跪能力。

2

注意事项

可以采用玩具或与孩子互动的方法，引导孩子抬头。

移动身体，探索周边

家庭康复需要提供多样化的环境，鼓励孩子移动、探索和发现。刚开始的移动可能是偶然的，但在重复之后，则变为有目的性的活动。孩子探索环境的方式也是多样化的，有的采用翻滚的方式，有的采用旋转的方式，有的采用坐位臀移的方式，还有的孩子采用跪爬、匍匐爬行、四肢直立爬行、步行等。无论活动的动作是否标准，所有的运动方式都应该受到鼓励。

1 活动建议——让孩子仰卧位躺着

将玩具放到孩子的任意一侧，让他们能够看见，但刚好够不着。

鼓励孩子用任意一只手去够玩具，可以向有玩具的一侧伸手，也可以通过扭转身体用手去够另一侧的玩具。

鼓励孩子从仰卧位翻身至俯卧位去够玩具。

2 活动建议——让孩子俯卧位趴着

将玩具放在孩子身体的任意一侧，以便孩子以腹部为轴心向侧方转动身体去够玩具。

鼓励孩子伸手往不同方向去够玩具。

将玩具放在孩子前方，刚好在他们够不到的地方，这样孩子需要努力向前移动才能够到玩具，以促进孩子爬行能力的发育。使孩子的膝盖和手能够摸到地板，以锻炼四点跪的能力。

3 活动建议——翻身

用玩具吸引孩子的注意力。将玩具移到一侧，鼓励孩子翻身。必要时可轻微摆动孩子的腿部或身体来引导孩子翻身。

一旦孩子掌握了从俯卧位翻到仰卧位（或从仰卧位翻到俯卧位），可将玩具放在他们伸手可及的地方，诱导孩子连续翻身。必要时可轻微摆动孩子腿部或身体来引导孩子翻身。

4 活动建议——四点跪支撑，爬行

将孩子放置于四点跪支撑，辅助其前后、左右摇动以训练其四肢之间的重心转移；家长以一手托着孩子，一手推动孩子双脚以辅助其爬行。

将玩具放在孩子够不到的位置，鼓励孩子向玩具移动。

家长坐在孩子够不到的位置，鼓励孩子通过移动来找自己。

坐姿及从坐到其他姿势的转换

孩子开始学坐时，一般是弯着腰，同时需要双上肢支撑床面以维持坐姿。随着孩子的发育，他们维持独立坐姿的能力会增强，他们的腰部会逐渐伸直，双上肢不再支撑床面。为了与所处的环境中的人或物体进行互动，他们甚至会发育出扭身看侧方或后方、伸手向不同方向够玩具的能力，这些活动使肌肉力量、头部和躯干的控制力及平衡性得以增强。在获得良好的坐位能力后，他们会开始尝试移动自己的身体、离开原本所处的地方去进一步探索环境。他们通常会通过坐位时两侧坐骨间的重心转换、向原本的支撑面之外的位置伸展的方式，来尝试从坐姿变换成其他姿势。当孩子能够坐稳之后，他们就会开始用手玩玩具或其他物体，因此，良好的坐位能力为精细动作的发育提供了基础。

1 训练目标

增强头部和躯干的控制力。

鼓励重心转移、转身及平衡能力的发展。

鼓励精细运动能力的发育。

进一步发展躯干、头部和颈部的肌肉力量。

鼓励从坐姿起来以及恢复坐姿的动作。

2 指导原则

孩子有很多不同的坐姿，一般他们会选择对自己来说舒服且稳定的姿势。例如，有些肌张力低下的孩子坐着时，很自然地将双腿分开，这样就会有较大的支撑面，使他们不必费太大力气来对抗重力，而且可以使孩子产生稳定感和安全感，但这样的姿势会影响主动运动。因此，训练时帮助孩子逐渐缩小支撑面，更有助于孩子的运动发育。

如果孩子不能自己独立坐，可为他们提供所需的外部支持，以保持坐位姿势。随着孩子技能的提升和稳定性的增加，可逐渐减少支持。

除训练独立的坐位能力外，还应该训练孩子的躯干旋转能力。躯干旋转是移动的基础，坐姿为孩子提供了练习和尝试转身的条件。训练时可通过有意的互动和调换玩具的位置，鼓励孩子转身看或转身够物。

3 学习一项新的技能，如学习如何从坐姿转换为其他姿势或从其他姿势转回到坐姿，孩子需要时间来练习，也需要时间对提示和指引做出反应。为了鼓励孩子活动，要为他们提供不同的、能引起他们兴趣的动力。

4

活动建议——独立坐

让孩子盘腿坐在床上，背对着家长，家长扶住孩子的胸部，若孩子的坐位能力有进步，可将扶持的高度降低至髋部。

家长仰卧并屈膝，让孩子背靠家长的大腿坐在家长身上。开始时，将手放在孩子腋下提供支撑，随后逐渐放低手的位置，以减少对孩子身体的支撑力。

家长坐在地板上，双腿伸直并打开呈"V"形。家长在孩子后方扶着孩子坐，让孩子背对着家长。可以让孩子靠着家长的身体，或家长扶在孩子的腋下。若孩子的坐位能力有进步，可将扶持的高度降低至髋部。

家长坐在椅子上时，让孩子坐在家长的大腿上（背对家长、面对家长、坐在一条腿上，三种方式均可），跟孩子说话，让他们伸手触摸家长的面部或其他部位。把玩具放到扶手上，以鼓励孩子伸手和转身。

让孩子坐在地板上，旁边用较硬的枕头做支撑，或者让孩子坐在洗衣篮里、游泳圈里、儿童座椅里。

鼓励孩子伸手够东西，并扭转身体。

逐渐减少对孩子的支持。

5

活动建议——由坐位姿势转换成其他姿势

家长坐在地板上，双腿伸展并打开呈"V"形，让孩子背对着家长，坐在家长的两腿之间。将玩具放在家长两腿外侧的任意一侧，鼓励孩子伸手（左右手均可）越过家长的腿去够玩具。在翻越家长腿部的过程中，鼓励孩子用双手和膝盖支撑身体的重量。

孩子以盘腿坐、侧坐或长腿坐的形式坐在地板上时，将玩具放到他们刚好够不到的地方，以诱发孩子在坐位下的重心转换，这能训练他们的坐位平衡能力。

6

给孩子提供帮助，使他们的触及范围超过他们感到自如或稳定的范围。逐渐将玩具放到他们够不到的地方并减少支持。鼓励或帮助孩子转为侧坐姿势，然后转为双手双膝支撑的姿势，这就是由坐位转换为四点跪的过程。

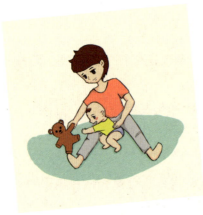

坐位侧方抓物

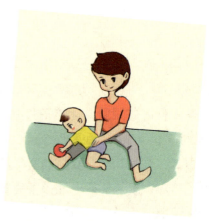

跨越障碍物

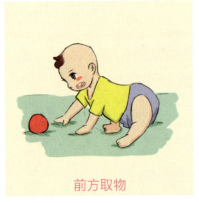

前方取物

诱导重心转换

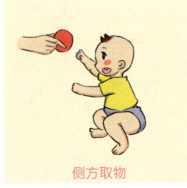

侧方取物

诱导从坐位转换为四点跪

7

活动建议——从其他姿势转换为坐位姿势

让孩子侧卧，家长的一只手放在孩子髋部的上侧，另一只手放在躯干下面。抬起身体时轻轻下推臀部，引导孩子转换为坐位姿势。

8 让孩子双手双膝着地、抬高身体（四点跪），身体跨越家长的一条腿或一个毯子卷，必要时可给予辅助。

家长轻轻地引导孩子从双手双膝着地的姿势转为侧坐。可以拿一个玩具，让孩子看到，渐渐抬高，鼓励孩子向上看并伸手去够，以便他们可以自然地转入侧坐的姿势。

站立及站立行走

通过训练不同的姿势，如四点跪、直跪和单膝跪，可以帮助或实现直立的姿势。在学习跪立及站立的过程中将促进髋关节的发育以及踝足对线；此外，臀部和腿部肌肉的协调也会得以加强。孩子要体会对抗重力运动，从而建立足部和支撑面间的关系，这一点很重要。在孩子学习承受重力的过程中，所有下肢关节的控制能力都会得到发展，这使其肌肉力量、平衡性和协调性都得到增强。在为移动做准备的过程中，让孩子体会直立姿势时的重心转移是非常重要的。孩子将学习重心在前后方向的转移，以及从一侧到另一侧的转移。向不同方向的伸手够物有助于孩子转移重心和扭转身体，从而使腿部和足部获得平衡力。实现站立的姿势，孩子可以更好地看到所处的环境，可探索的范围更大。

训练目标

鼓励通过以站立的方式使孩子的膝盖和脚承受重力。

鼓励孩子做可转为站立的所有动作。

鼓励孩子重心转移、躯干旋转及平衡能力的发展。

进一步发展孩子躯干和下肢的肌肉力量。

鼓励孩子站立行走。

2
指导原则

对肌张力低下的孩子来说，站立是一个很好的姿势，因为这使他们必须做对抗重力的运动。孩子会找到自己的方法站立起来或从站立转为其他姿势。随着孩子站立时间的增多，注意观察孩子足部的姿势和对线是很重要的。

3 活动建议——站起来

家长坐在地板上，双腿伸直、打开呈"V"形。让孩子背对着家长，坐在家长的两腿之间。拿一件玩具放在家长腿旁的地板上，鼓励孩子伸手去够玩具，此时，轻轻地用手引导孩子转为四点跪的姿势，让孩子的手放在家长的腿上或地板上，用以支撑身体。孩子玩耍的时候家长扶着，让其保持这个姿势。随着孩子对这个动作的熟悉，家长可逐渐减少协助，让孩子自己转为四点跪的姿势。

直跪是孩子双膝屈曲着地呈跪位，双手扶着椅子或沙发。家长将玩具放在椅子或沙发上，逐渐拿高玩具，鼓励孩子向上伸手并伸展躯干和髋部来够取。

将玩具放在椅子或沙发上，诱导孩子在四点跪、直跪或坐位扶持椅子或沙发边缘使自己站起来，必要时家长可在旁边给予辅助。

4 活动建议——站立位移动

在孩子能扶站、会独立步行的这段时间，可多让孩子扶着椅子或沙发侧向慢慢移动。侧行可帮助孩子提高在步行时的骨盆控制能力、下肢力量，可以提高下肢节段（大腿、小腿、足部）间的协调能力和重心控制能力。可以说，侧行是为向前独立行走做准备的一个过程，是连接站立和独立步行的重要桥梁。

将玩具放在沙发、小桌等孩子够不到的地方，让孩子必须通过移动才能拿到玩具。

在孩子掌握一定的侧行能力后，可在孩子和玩具之间的地面上放一些障碍物（如书或软垫）。这样，孩子必须踩在上面或跨过去才能拿到玩具，这样可增加侧行的难度。

扶着孩子的手跳舞，让孩子体验站立时双下肢的重心转移。

扶着椅子蹲下去捡玩具。

独立行走

独立行走需要平衡力、协调力、肌肉力量和姿势控制力的结合。孩子在获得发展技能的整个过程中都要练习这些技能。随着行走技巧的熟练和自信心的增强，孩子探索环境的能力也会提高。通过向周围环境的探索，可令孩子的认知、感知和社交能力迅速发展。

Part 2 "动"察秋毫：运动发育迟缓的家庭康复

1

训练目标

独立行走。

成功地越过各种障碍物。

学习更为复杂的大动作技能（如跑、跳、攀爬、蹦）。

2

指导原则

孩子刚开始走路时，他们的腿间距较宽，手也抬得较高。随着平衡能力和肌肉控制能力的提高，他们的手会逐渐放低，腿间距也会缩小。运动发育迟缓的孩子会在很长一段时间保持这种"不成熟"的走路模式，必须有更多的练习机会才能形成稳定性和控制力，让他们的走路模式更成熟。此外，需要经常给运动发育迟缓的孩子一些挑战，使他们摆脱自己的舒适模式，从而发展更加复杂的技能。无论可能性如何，都要鼓励孩子移动。如果孩子无法独立行走，可考虑通过设备提供支持。

3

活动建议

在有帮助的情况下行走，训练时可握住孩子的双手，鼓励孩子向前行走，待孩子具备一定的步行能力后，可逐渐减少支持。

尝试在两个物体间（如家具间、父母之间）放手让孩子独自行走几步。

给孩子提供可用来推着走的东西或玩具，如推动"推车玩具"或倒置的塑料筐。

孩子拿着东西行走，可以让孩子带着一个或一手带一个玩具行走。

让孩子在不平坦的地面（如沙地、草地等）上行走，家长可在旁边牵着孩子的一只手，根据情况逐渐减少支持。

单脚站立，家长可牵着孩子的一只手，鼓励孩子抬起一只脚踢球或其他东西，逐渐减少支持。

家长牵孩子的手上下台阶，随着孩子对这个活动的逐渐掌握，家长可逐渐减少支持，如从原本牵两只手减少为牵一只手，甚至不牵手；其次是增加台阶的高度，以进一步提高孩子完成任务的难度。

爬进、爬出物体，给孩子提供机会，让他们爬上或爬下家具（沙发或床）。

在不需要帮扶的情况下，蹲下去捡玩具。

后退行走。

4 运动发育迟缓能治好吗

运动发育迟缓最后会怎么样

绝大多数运动发育迟缓的孩子经过治疗，都能逐渐达到正常水平。如果我们能够及时发现孩子的运动发育迟缓或异常，尽早进行康复治疗，就能帮助孩子达到同龄儿童的正常水平。但一些出生时高危伴有脑损伤的孩子，在运动发育迟缓的同时还伴有其他神经系统损伤所造成的神经骨骼肌肉等问题，这些孩子的康复往往会比较缓慢，并且预后较差。

（编者：郑　韵　刘力茹　刘海韵；审稿：徐开寿　何　璐）

Part 3

好言好语：语言发育迟缓的家庭康复

1. 语言是如何发展的
2. 快速筛查，帮助早期识别语言发育迟缓
3. 怎样对语言发育迟缓的孩子进行家庭康复
4. 语言发育迟缓能治好吗

语言是如何发展的

孩子的语言能力是遵循一定规律发展的,如下图语言发育金字塔所示,语言能力是由一层一层的语言技能搭建而成的,在发展上层能力之前,需要先具备足够的底层基础能力。家长除了关注孩子的语言表达能力之外,更需要重视底层能力如注意与倾听技能、游戏/玩耍技能和语言理解能力的发展,如果这些相关技能没有达到年龄要求,就意味着孩子的语言基石不牢固,那么语言能力也无法如金字塔那样稳固地往上搭建。但需要注意的是,语言发育金字塔不能代表语言发育能力的绝对先后顺序,实际上这些能力是相辅相成共同发展的。家长只有了解孩子学习语言的过程以及所需的相关技能,才能在生活中更有效地帮助孩子学习语言。

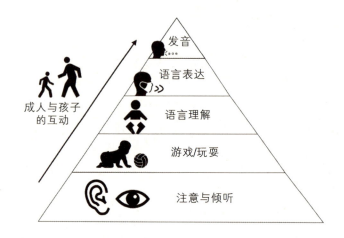

语言发育金字塔

注意与倾听技能

什么是注意与倾听技能

注意与倾听技能是指孩子能够聆听和关注某一人或物的能力。几乎所有形式的学习都需要具备注意与倾听技能；同样，这项技能对语言的学习也是十分重要的。注意与倾听技能的发育里程碑参见表 3-1。

表 3-1 注意与倾听技能的发育里程碑

年龄	注意水平	倾听水平
0~1 岁	• 这个阶段的孩子非常容易分心 • 孩子的注意力集中在最感兴趣的人或物上	• 家长会发现孩子很难专心听你在说什么
1~2 岁	• 在排除干扰的情况下，孩子可以更长时间地专注于自己喜欢的活动	• 孩子可能会打断家长的话，从而专心于他们在做的事
2~3 岁	• 孩子开始在人和物之间转换注意力 • 孩子开始参与父母和照护者的活动或指令	• 如果孩子停下了他们正在做的事，则能够听从家长的指令。所以家长在给出任何指令前，需要先确保孩子的注意力在家长身上
3~4 岁	• 孩子能更熟练地控制自己的注意力 • 孩子的注意力能够自发地在人和物之间转换	• 当家长说话时，孩子会看着他们 • 当孩子在玩耍时家长给出指令，孩子能够主动将注意力从玩具转移到指令上
4~5 岁	• 孩子能够在短时间内整合多个方面的信号	• 孩子可以边听家长的指令边完成其他活动如搭积木
5~6 岁	• 孩子的持续注意力和整合注意力已经建立 • 孩子能够很好地控制自己的注意力	• 在学校能够很好地聆听和参与课堂上的活动

对语言发展的重要性

孩子语言能力的发展离不开注意和倾听技能，有了这些能力，孩子才能从家长和周围环境中学习到足够多的语言模式。然而现在的孩子在电视、电脑和手机充斥的嘈杂环境中长大，他们可能没有足够的机会来学习如何集中注意力和倾听。提高孩子听觉和视觉的注意力，教会孩子如何从他们听到的和/或看到的东西中学习，可以为孩子的语言发展提供更高的起点。

游戏 / 玩耍技能

什么是游戏 / 玩耍技能

游戏 / 玩耍是指孩子自愿参与的且与快乐和享受相关的活动，游戏 / 玩耍技能包括探索能力、操作能力、假扮能力以及与他人互动的能力，游戏 / 玩耍技能的发展往往还伴随着计划能力、问题解决能力等方面的发展。游戏是孩子获取快乐最简单的方式，也是孩子学习语言的一种方式。游戏 / 玩耍技能的发育里程碑参见表 3-2。

表 3-2　游戏 / 玩耍技能的发育里程碑

年龄及游戏发展阶段	表现	特点
0~1 岁 探索性游戏阶段	孩子可能会探索父母的头发、脸部和身体，也会探索摇铃等玩具	在这个阶段，游戏不仅仅与玩具有关，还与一来一回的互动有关，如与父母玩躲猫猫
1~1.5 岁 功能性游戏阶段	孩子会通过一些行为来制造改变，如把积木倒出盒子意味着盒子空了、按下按钮意味着玩具亮了	在这个阶段，孩子将会了解玩具和事物的用途，并根据其功能进行操作
1.5~2 岁 假扮游戏阶段	孩子会操作无生命的物体，如给洋娃娃喝水、假装开车穿过隧道	在这个阶段，孩子既喜欢单人游戏如搭积木，也喜欢社交游戏如模仿同伴
2~3 岁 游戏整合阶段	孩子可将动作整合到完整的游戏场景中。如帮洋娃娃刷牙，再给洋娃娃穿上睡衣，最后哄洋娃娃睡觉	在这个阶段，假扮游戏也变得更加抽象，一个物件可以用来代表其他东西，如把大盒子当作汽车
3~4 岁 游戏高度社会化阶段	孩子喜欢参与集体游戏和唱歌跳舞的活动，在游戏中懂得轮流或互换角色	在这个阶段，孩子对结交朋友有很大的兴趣

对语言发展的重要性

在幼儿时期，没有明确规则的游戏是孩子认识世界的重要方式。随着年龄的增长，孩子通过有一定规则的游戏来了解社会规则以及"输赢""公平"等概念。孩子还在游戏中学习如何控制自己的冲动以及如何解决问题。孩子通过游戏的方式可以感知周围世界、发展社交技能和学习语言，因此游戏/玩耍技能对于孩子的健康发展至关重要。

语言理解能力

什么是语言理解能力

语言理解能力是指孩子对生活中或周围环境中的各种声音及语言的理解能力。语言理解能力具体包括以下几个方面：日常行程安排（如早上刷完牙后，下一步是吃早餐）；环境中的视觉信息（如信号灯的绿灯亮了，表示可以通行）；声音（如听到喇叭声，意味着后方有车驶来）；词汇和句子（如妈妈说"球"，孩子就知道是圆圆的可以玩的东西）；书面信息（如能看懂"禁止通行"的标识，能读懂故事书里的文字）。语言理解能力的发育里程碑参见表3-3。

表3-3　语言理解能力的发育里程碑

年龄	语言理解能力
0~1.0岁	• 对声音有反应 • 注视说话的人 • 注视周围发生的事/出现的人 • 注视或转向发声的人/物件 • 对自己的名字有反应，会寻找呼叫的人 • 明白简单的话（如拜拜）
1.0~1.5岁	• 明白简单的指示（如给爸爸、拍手） • 听到熟悉的物件名称会望向/指出该物品 • 能够辨认眼睛、鼻子、耳朵
1.5~2.0岁	• 明白更多简单的指示，可包含两项指示（如给爸爸苹果、爸爸的鼻子） • 十分熟悉家中常用物件的名称 • 对儿歌有反应，会留心听/跟随音乐做动作 • 能够分辨眼睛、鼻子、嘴巴、耳朵

续表

年龄	语言理解能力
2.0~2.5岁	• 懂得分辨头、手、脚 • 能够分辨一些熟悉的图片（物件/动作） • 能够辨别物件的用途（如用什么写字） • 明白简单的"是/否"问题（如要不要？吃不吃？） • 明白大/小，干净/脏，干/湿等概念
2.5~3.0岁	• 懂得辨别更多的身体部位 • 明白包含三项指示的指令（如去衣柜拿毛巾给妈妈） • 喜欢听一些简单及熟悉的故事 • 能够回答"这是什么"和"在哪里"等问题
3.0~4.0岁	• 明白颜色、位置、数字(1~10)、长短、高矮、多少等概念 • 留心听故事 • 明白两步指令（如拿筷子给妈妈，再拿碗给爸爸） • 能够回答"为什么""怎么样""有多少"等问题
4.0~5.0岁	• 明白数字（多于10）、软硬、轻重等概念 • 能听懂新的故事，并且回答有关故事的问题 • 能回答"什么时候"的问题 • 明白"昨天、今天、明天""然后、之后""刚才、一会"等时间概念
5.0~6.0岁	• 明白"因为……所以，如果……就，虽然……但是"等含因果概念的句子 • 明白被动句式（如苹果被妹妹吃了） • 能够专注听一些长故事，并回答相关问题 • 爱听笑话及谜语

语言发展的重要性

孩子能够准确地理解语言是成功交流的前提，有语言理解困难的孩子可能会表现出：在家里或学校中很难听从指令、不能对他人提出的问题和/或要求做出适当的回应。良好的语言理解能力是孩子开口说话的前提，语言理解能力的发展是语言发展中十分重要的一环。

语言表达能力

什么是语言表达能力

语言表达能力是指孩子运用单词、句子、手势和/或文字向他人传递信息的能力，具体包括：命名环境中的物品、描述动作和事件、将单词正确地组合在一起使用、叙述或写故事等。语言表达能力的发育里程碑参见表 3-4。

表 3-4 语言表达能力的发育里程碑

年龄	语言表达能力
0~1 岁	• 无意义的咿咿呀呀音 • 不舒服时会哭或做出不耐烦的表情 • 玩耍时会笑 • 重复地发声（如 ba-ba-ba） • 大叫/发声来吸引他人的注意 • 模仿大人的声音（如妈妈、拜拜）
1~1.5 岁	• 用手指/发声来表达需求 • 会自发地说出简单的字/词（如爸爸、妈妈、拜拜）
1.5~2.0 岁	• 能够说出 6~20 个或更多的字/词 • 会重复大人说话的最后 1~2 个字（如家长说"吃饭"，孩子说"饭饭"）
2.0~2.5 岁	• 能够说出多于 50 个字/词 • 能够说出两词句（如妈妈吃、去公园） • 自发地问一些物件的名称（如这是什么） • 能够与大人做简单的对答 • 尝试唱儿歌
2.5~3.0 岁	• 可以说出多于 200 个字/词 • 能够说出三/四词句（如妈妈吃橘子，去麦当劳吃薯条） • 经常问"这是什么""在哪里"的问题 • 懂得运用代名词"我、你、他" • 能够模仿大人说话 • 懂得唱一些简单的儿歌

续表

年龄	语言表达能力
3.0~4.0 岁	• 懂得用不同的句式表达 • 说话有不同的音量及音调 • 句子中包含一些抽象概念 • 能够说出自己的姓名、性别、年龄 • 会问"为什么"的问题 • 能够从 1 数到 10 • 重复唱喜欢的儿歌
4.0~5.0 岁	• 能够有组织地说出一段话（如学校发生的事） • 能够说出家庭地址、电话 • 能够数数（1~20 或更多），懂得数物件 • 会问"什么时候""怎么样"等问题
5.0~6.0 岁	• 能够说出一个熟悉的故事（如龟兔赛跑） • 能够与成年人对答如流 • 会问一些抽象的问题 • 会用"因为……所以，如果……就"等含因果概念的句式

对语言发展的重要性

孩子使用语言可以表达他们的需求和想法，可以与他人交流。语言表达能力较弱的孩子在无法表达自己的需求时可能会感到沮丧，当他们感到难受或饥饿却又无法表达时可能会发脾气。孩子通过语言表达才能与外界进行沟通交流，因此语言表达能力的发展是语言发展最直接的体现。

构音技能

什么是构音技能

构音技能是指孩子使用舌头、嘴唇、牙齿和下巴的活动来正确产生语音的能力。孩子的构音技能并非在开始出现语言表达后就马上发展成熟，它是经过不同阶段逐步习得的。

对语言发展的重要性

良好的构音技能使孩子能够产生清晰的语音来表达自己的需求和想法，从而让孩子能够更好地被他人理解。发音不清会影响孩子与家人及其他同龄人的互动，影响语言和社交技能的发展。难以被理解的孩子可能会感到沮丧和生气，并导致行为问题。因此，构音技能在孩子语言发展的过程中是不可忽视的重要能力之一。

快速筛查，帮助早期识别语言发育迟缓

关于语言发育迟缓你知道多少

"贵人语迟"是真的吗

"贵人语迟""孩子说话晚不用担心，慢慢就会赶上来的""男孩说话普遍比女孩晚，不用担心，没问题"，这些声音是否也曾出现在你耳边？事实真的是这样吗？

语言发育迟缓是指孩子在发育过程中，其语言发育未达到实际年龄的水平，但不包括听力障碍引起的语言发育迟缓，以及构音障碍等其他语言障碍类型。语言发育迟缓的孩子可表现为语言理解能力落后、语言表达能力落后或语言理解和表达能力均落后。家长对晚开口说话的孩子有很多误解，有些人认为孩子不说话是因为他们性格内向、不善言辞；也有人觉得孩子不说话是因为在其他方面表现更出色；还有很多家长觉得孩子不说话不会影响他们的身体健康，所以常常采取了等待、观察的态度，这不仅影响了孩子语言理解能力和表达能力的发展，还影响孩子与他人的交往，阻碍孩子社会适应能力的发展，并极大地增加了注意力缺陷和学习困难等心理行为问题的发生率。

语言发育迟缓的预警信号

孩子语言能力发展的关键时期是0~3岁,在语言发展过程中有3个关键阶段:①9~12个月,孩子会开始出现大量的无意识音节,如baba、mama、dada等;②孩子词语的爆发期是16~18个月,此时孩子的平均词汇量从7个猛增至40个;③24~26个月,孩子开始说句子,词句大量增多。若孩子没有达到所在年龄的语言能力,家长需要特别关注,遵循早发现、早治疗的基本原则。

语言发育迟缓对孩子的危害不容忽视

在孩子学习、社会交往和个性发展中,语言是一项重要的能力。语言发育迟缓不仅影响孩子与他人的交往,阻碍孩子社会适应能力的发展;而且影响孩子的身心发育,容易导致注意力不集中和学习困难等一系列问题。研究显示,2岁时语言发育迟缓的孩子,约有一半在3~4岁时可达到正常标准,但仍有一半的孩子语言表达不能达到正常标准,这部分孩子将来出现学习困难等问题的概率会大大增高。语言发育迟缓的危害具体表现在以下3个方面。

影响孩子与他人的互动

孩子因为语言理解能力弱,在游戏中可能不理解游戏规则,从而表现出"不遵守规则、故意捣乱"的行为。因为语言表达能力弱,孩子在与同龄人互动时常常无法用准确的语言来表达自己的想法,也因此不能很好地融入集体,很难交到朋友。

影响孩子的性格

孩子的语言理解和表达能力差,在游戏或集体活动中表现出反应慢、说话词不达意、不能很好地与他人互动,因此常常被他人误解、冷落。因为不擅长主动交流,甚至为避免和他人打交道,而不去交朋友。有调查显示,语言能力差的3岁孩子已经遭到了同龄孩子的排斥,慢慢地孩子变得越来越孤僻,越来越不自信。

影响孩子的学习

有语言发育迟缓的孩子因为听不懂老师讲的内容、看不懂书本上的知识,会表现出在课堂上难以集中注意力、在家里难以完成作业等行为。即使语言发育迟缓的孩子在 4~7 岁时赶上了语言发育正常的孩子,但到了小学高年级后,这些孩子大部分都存在与叙事和阅读能力有关的学习困难。

怎样对语言发育迟缓的孩子进行家庭康复

0~3 岁是孩子语言发育的关键时期,在 3 岁以前对孩子进行干预有利于减少语言发育障碍的不良影响,孩子也更容易接受。让孩子在家里与同龄孩子进行交往,扩大语言沟通的场所,有利于提高孩子的语言表达水平、适应能力以及社会行为发育商。那么,家长在家里要如何进行训练呢?

开始语言训练之前,先记住这 2 个原则

教什么比怎么教更重要

家长在对孩子进行语言训练之前,需先明确训练的内容是什么。如果某种语言形式(如两词句的表达"吃 + 名词")是孩子暂时未能理解和运用的,但在他人的帮助和教学下孩子可以准确且频繁地使用两词句,则两词句就是适合孩子目前训练的内容。

训练内容生活化

家长对孩子进行语言训练的目的不仅仅是教孩子发音,还在于帮助孩子成为更好的交流者。孩子能够将训练时所教的内容应用于生活场景中,如孩子在想吃苹果时说"吃苹果",是语言训练成功的标志。训练内容生活化可以从以下几个方面考虑。

1 对一种语言形式（如两词句的表达"吃+名词"）提供多种示例，如吃苹果、吃饼干、吃面包等。

2 在不同环境中进行训练，如家里、公园、游乐场、餐厅等2~3个不同的环境。

3 及时对好的反应给予奖励，如孩子在想吃饼干时说"吃饼干"，妈妈马上给予饼干作为奖励来强化这个语言表达。

如何在家进行语言训练

游戏训练

游戏是孩子的主要活动形式，也是孩子在社会生活中满足身心发展的必要活动。以语言为主要行为表现的游戏，是以语音、词语、字形、词义、语调、语法等语言要素为内容和目的，使孩子在探索、运用语言的过程中获得快乐。因此，语言发育迟缓的孩子的语言训练，可适当地加入游戏，使训练更易进行。但加入的游戏内容及比例要根据语言发育阶段以及行为特征的差异来调整。

事物概念不清阶段的训练

此时期的语言训练的目标是掌握事物的一些基本概念，以促进孩子的语言交流能力。家庭训练可以从以下4个方面入手。

❀ **注视及追视的训练**：利用声音产生听觉刺激，并用手触摸来促进孩子对事物的注视，随着活动的事物持续进行追视。孩子常对能活动又有声音的玩具感兴趣，如前后、上下、左右可活动的球及微型玩具车等。

Part 3　好言好语：语言发育迟缓的家庭康复

🌸 对物品的持续记忆训练：让孩子注视眼前存在的物品，把物品用布遮住或藏在箱子里。虽然物品看不见了，但只要移开布或箱子，布下面或箱子中的物品仍存在，使孩子明白物品永远持续存在的性质。刚开始藏物品时，用孩子感兴趣的物品（如食物等）比较容易进行。

🌸 提高交流动机的训练：对于不太注视人及物品的孩子和物品操作不熟悉的孩子，家长可选择与身体接触或因身体感觉变化而感到快乐的游戏，如哄抱、挠痒痒、举高高、转圈、追赶、荡秋千等游戏。通过这些游戏，增加孩子对人的注视。这些游戏不需要持续玩耍，稍微玩一会儿后可以暂停，等待孩子"还想玩"的要求行为出现，再继续进行，有助于加强孩子与他人的交流。

🌸 事物的操作性训练：学习对外界的事物进行某种操作而引起变化的过程。从触摸、抓握、晃动、敲击、拉等单一事物操作，发展到用一物敲打另一物（如敲鼓），再发展到物品的拿出、放入等复杂操作。许多孩子难以做出正确的反应，刚开始家长可以进行协助，逐渐让孩子明白事物的用途。如往头上戴帽子、往脚上穿鞋等。

从事物的操作到匹配、选择的学习训练

适用于能将水杯放到口边、将帽子戴到头上等进行符合事物用途操作的孩子。

组合例子				
形式特征	操作方法	不同	相同	相同
	形状	不同	相同	相同
	大小	不同	相同	相同
	颜色	不同	不同	不同

匹配与选择训练

🌸 事物操作的扩大：家长先不断增加日常用品（鞋、帽子、牙刷、杯子、电话、衣服、书包、笔、钥匙等）及玩具（喇叭、鼓等）的数目，再扩大地点（如公共场合、幼儿园等）。

🍀 多种事物的辨别学习（由匹配到选择）：最初应对单一操作进行训练，然后再进行功能相对应的匹配训练。例如，第一步先训练把环和球放入容器的操作；第二步是将杯子和投环柱呈现在孩子面前；第三步是给孩子球去匹配杯子，给孩子圆环去匹配投环柱。

完成匹配训练后，可进一步对孩子进行选择训练。例如，第一步是确认孩子能用球去匹配杯子、用圆环去匹配投环柱；第二步是将球和圆环呈现在孩子面前；第三步是给孩子杯子，让孩子在球和圆环中选择一个物品操作，孩子选择拿起球放进杯子里而不是拿圆环放入杯中。

手势语训练

手势语适用于尚未掌握语言理解与表达的孩子，或者语言理解尚可，但表达不好的孩子。家长按照手势语由简单到复杂的顺序进行训练。

情景手势语的训练

在训练手势语时，首先家长应训练情景手势语（如问候、给我等），先建立人与人之间的交流关系。主要在日常生活及训练时的游戏中进行，例如，孩子要喜欢的东西（如玩具或食物）时，必须让他们看着家长做"给我"的手势（两手放在一起拍打），然后让他们模仿，逐渐由模仿阶段过渡到手势语自发产生阶段，如果孩子手势模仿困难，可以进行适当的协助。训练时要用手势语和语言同时刺激孩子，为语言训练做准备。

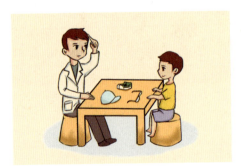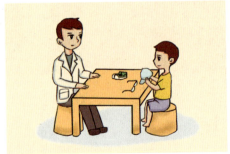

手势语的模仿和理解

事物手势语的训练

表示事物的手势语训练用于语言尚未掌握的孩子，刚开始时家长要利用一定的道具（如玩具娃娃、图片等）进行训练，逐渐过渡到单纯用手势语进行训练，从而促进孩子对手势语的理解。例如，在孩子面前放帽子、鞋、手套，家长拍打自己的头部，然后说"帽帽"，促使孩子选择帽子，此时，必须让孩子充分注意手势语的存在。在训练时一定要注意孩子手势语的模仿，为孩子能利用手势语做准备。

利用手势语进行动词的训练

在日常生活中，家长要根据孩子的行为及要求，在言语刺激的同时给予一定的手势语，并让孩子模仿手势语，渐渐将此动作固定下来作为此行为及要求的手势语。例如，孩子困了要睡觉，将孩子带到床边说"睡觉觉"，顺便将孩子的双手合起放到孩子头部一侧，做睡觉的肢体语言，反复训练，直到此手势语在以后的日常生活中固定下来，并用此手势语引起孩子的相应反应。要想方设法将孩子日常生活中的一些要求和行动等用手势语来表达，如上厕所、穿脱衣服、吃饭等，手势语要选用简单易行的动作及表情，将学会的手势语运用于日常生活中，并进行强化。

扩大词汇量训练

扩大词汇量训练对语言发育迟缓的孩子非常重要。言语表达是以扩大词汇量的言语理解为前提的，此阶段与手势语训练阶段最大的区别是：手势语训练阶段是通过动作来帮助孩子理解事物的名称，而此阶段是家长只用口语使孩子做出反应。

名词

名词的导入适用于理解较好但语言表达未获得、正在学习事物名称并形成肢体语言的孩子。词汇的选择以日常的、孩子接触机会多的、身边的物品（鞋、帽子、袜子）和食物、食物器皿、动物与交通工具等孩子十分感兴趣的词汇为主。顺序从早期已学会的肢体语言的词汇开始，逐渐向语言方面过渡。使用常用的2~3类单词（如动物、水果、生活用品），每种出示3~4张图片让孩子选择，进行理解训练。

动词

动词适用于名词的词汇已扩大，且可以理解同一范畴词语的孩子。可与事物的单词同时进行，从有肢体语言的动词如"洗手、踢、吃"等手势语形式过渡到成人语的训练。不能只用图片来学习，简单动作的游戏方法也要一起使用。

第一步：操作的模仿。家长做吃苹果和切苹果的动作，让孩子模仿。

第二步：对肢体语言的理解。关于"吃"的表示，家长做用手拿苹果且放入口中的肢体语言，孩子进行拿苹果放入口中的动作；同样，孩子对照家长"切"的肢体语言，完成用刀切苹果的动作。做完动作后促进肢体语言的模仿。

第三步：对语言的理解。对应家长说的"吃""切"进行操作。此时，要训练孩子用肢体语言诱导自发的言语表达。

第四步：表达。家长进行操作，然后问孩子："我在做什么呀？"孩子能用肢体语言和语言来回答。

第五步：自发表达。家长和孩子互相交换位置，如果孩子能自发地发出要求，家长要按照发出的要求做出相对应的动作。

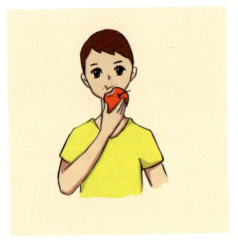 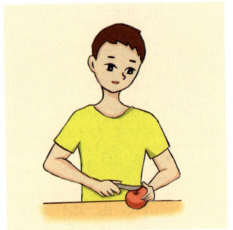

动词训练

形容词

形容词适用于可理解事物的名称和多数动词。如学习词汇"大""小"。

第一步：大小的分类（分配）。在孩子的面前呈现大圆、小圆，孩子对照大小的指示选择大、小，并把大圆、小圆与纸上的大圆、小圆重合起来，即匹配。在孩子做匹配任务时，家长可伴随用"大"或"小"的语言和"双手横向展开或缩小"的肢体语言，同时还须促进孩子肢体语言的模仿。

第二步：选择。在孩子面前放大圆和小圆，家长跟孩子说"把大圆或小圆拿起来"，同时伴随肢体语言，促进孩子用肢体语言表达。

第三步：对声音的理解。在孩子选出大圆或小圆时，家长再次做出"大"或"小"

的肢体语言,以此促进肢体语言的形成。在语言理解成立的状态下,对照家长的"大""小"的肢体语言或语言,促使孩子对应地做出肢体语言的模仿和表达。

第四步:表达。家长出示图卡,问"这是什么样的圆?"要求孩子用"大""小"的肢体语言或语言来回答。

第五步:自发表达。家长和孩子互相交换位置,当孩子发出命令时,家长出示大、小圆的图卡;孩子做出肢体语言或语言的表达时,家长做出对应大、小圆的图卡选择。

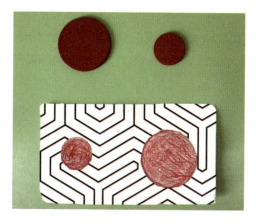

大、小圆图卡训练

句子训练

句子训练适用于理解组成句子的事物名称、动词及形容词的孩子。从实物、模型、图片等选用可构成句子训练且孩子感兴趣的用具。完成后选用与句子的语言形式相应的图片进行理解训练,促进孩子语言和文字等的表达。

两词句

动词句适用于可以理解构成动词句要素(事物的名称和动词)的语言发育迟缓的孩子。

两词句训练举例:动作+对象(即谓语+宾语)。动作:动词(吃、洗、切);词汇:对象(苹果、香蕉);训练工具:图卡。

第一步:确认孩子认识香蕉和苹果。把香蕉和苹果的图卡并排放在孩子面前问:"哪个是苹果?""哪个是香蕉?",让他们选择。

第二步：确认孩子理解洗、切、吃的概念。在孩子面前呈现洗、切、吃的图卡，问他们"在干什么"。

第三步：在孩子面前分别呈现洗苹果、切苹果等图卡，让孩子能读懂两词句的图卡，确认自己选择的图卡是否正确。

第四步：在孩子面前并排放四张选择项图卡，不能正确选择图卡时，出示示范卡。

第五步：在孩子面前呈现图卡并问："这是在干什么？"让孩子说出"动作＋对象"的两词句。在只有一个词语表达正确时，诱导问"干什么（什么东西）？"，若还不能正确表达，家长示范，教孩子说两词句，促使其复述。

第六步：在以上步骤都能完成的情况下，家长和孩子互换位置，孩子看图说话，家长选择图卡。确认选择的图卡与所要的图卡是否相吻合。

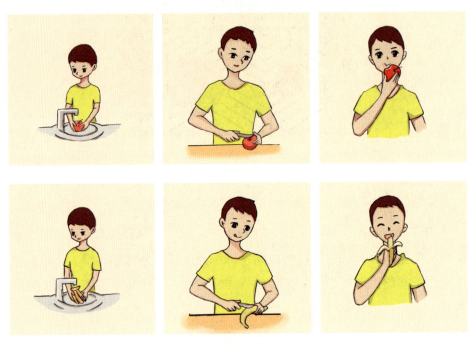

两词句训练

多词句

多词句适用于对人名、大小、颜色、动作、物品名称等构成句子的要素均可以理解，但组合多词句项目中的一个指示内容和对应关系掌握困难的语言发育迟缓的孩子。可利用材料的大小、颜色等不同的物品，如特征、属性对比明显的模型、图卡等。

多词句训练方法举例：大、小 + 红色、黄色 + 事物名称。训练工具：两套不同大小、不同颜色（红色和黄色）的鞋、帽子的图卡。

第一步：确定构成名词句的单词是否可以理解。①在孩子面前并列摆放大的不同颜色的鞋或帽子、小的不同颜色的鞋或帽子的图卡，家长问"哪个是大的""哪个是小的""哪个是红色""哪个是黄色"，让孩子选择相应的图卡。孩子选择错误时，进行提示并确认正误。②大小两种事物的图卡并列摆放，下一步确定是否可以理解事物的名称，摆出鞋子和帽子的图卡，家长提问"哪个是鞋子""哪个是帽子"，让孩子选择相应的图卡。

第二步：与第一步同一场景下做两词句的语言刺激，告诉孩子哪个是大的红色的鞋或帽子，哪个是大的黄色的鞋或帽子，哪个是小的红色的鞋或帽子，哪个是小的黄色的鞋或帽子。

第三步：在孩子面前并列摆放不同大小、不同颜色的帽子和鞋的图卡8张，家长手上有相同的图卡8张，分别出示，让孩子选择相同的图卡。

第四步：在孩子面前并列摆放不同大小、不同颜色的帽子和鞋的图卡8张，用"大的红色的帽子""小的黄色的鞋"的语言刺激促使孩子选择相应的图卡。选择后，看图卡进行反馈。大小或颜色理解错误时，在说口语的同时增加肢体语言，或在说大小、颜色时进行语气强调。

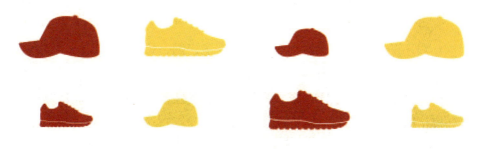

多词句训练

交流训练

从初期的抚爱行为到要求行动的形成，促使视线的接触

家长可利用孩子喜欢的大运动方式，如举高和转圈，还有小运动方式，如挠痒痒逗笑、吹气、扇风等，只要能使孩子快乐的方式都行。在这样的游戏中，家长要努力和孩子的视线对视。另外，在做举高游戏时，家长要做出向上举的夸大动作，然后当孩子要求做举高游戏时，让其做出举手或向上的姿势后再举高孩子。在做挠痒痒逗笑游戏时，先让孩子大笑，反复做几次，这时孩子就会用目光追视、注意家长。反复进行此类游戏，孩子就可以学到用目光注视他人、用姿势作为传达意思的手段和方法。

以上交流训练方式适用于语言前阶段发育迟缓的孩子。

从事物的操作到交换、轮转游戏

利用事物进行操作训练时，最好用容易引起孩子兴趣的工具，并且是一击就能发声或振动的，这样使孩子很快能理解其操作和结果，如用鼓槌敲鼓、将小球放入小孔内等。

进行交换游戏，即当孩子和家长一起做游戏时，互相交换手上的物品，或交换物品所处的位置。在事物交换的训练中，让孩子学会"请给我"的动作和将事物传递给对方的行为。进行轮转游戏，即当孩子与家长一起玩一个玩具时，孩子玩一次、家长玩一次，家长可以使用动作或口头语言提示，如指妈妈或说"轮到妈妈了"就意味着现在是该妈妈玩，反复来回几次使孩子明白轮流玩的意思，从而学会与他人分享。要注意训练孩子能够保持持续的交流状态，无论是在长距离的状态下或长时间的状态下，都能按要求完成动作。

以上交流训练方式适用于只有操作水平的语言发育迟缓的孩子。

逐步培养模仿能力

一般来说，孩子在学会用语言模仿声音之前，会先学会模仿动作，尽管动作与语言看似没有直接关系，但孩子在学会模仿动作后也掌握了模仿的技巧。家长可先通过模仿孩子来引起他们的注意，当孩子发现自己的动作被模仿时，他们也会学着去模仿他人。这时家长可通过活动来教孩子模仿手势，如挥手再见、上下点点头等。一旦孩子能够模仿身体动作，试着在动作中加一些声音，如挥手再见时说"拜拜"。逐步将动作模仿过渡到声音模仿，这将有助于孩子进行语言表达训练。

4 语言发育迟缓能治好吗

语言发育迟缓最后会怎么样

很多家长都会担心语言发育迟缓是否能治好。这取决于初诊时语言测试结果、语言发育迟缓持续的时间、语言理解能力水平、是否合并其他表现、干预与否、干预时机、父母的态度及行为等。

例如，语言发育迟缓的孩子初次就诊时，相关的语言评估得分越低，病情越重，预后越差；受试者语言评估得分越高，病情越轻，预后越好。语言发育迟缓持续的时间越长，就诊时间越晚，语言发育迟缓的孩子迟缓程度往往越严重。如果孩子不单纯是语言问题，而是全面发育迟缓，与其他单纯性语言发育迟缓的孩子相比落后程度更大。

部分孩子若合并其他表现如伴有运动、社会适应性落后等，在临床评估多以"说话晚、说话差、不说话"为主诉就诊，常发现其合并有大运动、精细动作、适应性及社交能力落后。家长需明白的一点是，语言发育迟缓可能是其他疾病的早期表现或伴随症状，若孩子除了语言能力落后还存在其他方面的问题，那么家长需要在认知能力、社交沟通能力、运动能力等方面对孩子的发展进行整体监控，发现问题一定要及时寻求相关专业人员的帮助。一项国外研究人员通过对语言发育迟缓的孩子 ASQ 评分发现，语言发育迟缓的孩子的大运动、精细运动、适应性、社交能力落后的可能性更大，这提示语言发育迟缓的孩子中可能包括智力低下、孤独症谱系障碍或其他发育障碍性疾病的患儿，此类孩子预后差。此外，具有正常语言理解能力的语迟孩子，比语言理解和语言表达能力都落后的孩子预后更好。

对于语言发言迟缓的孩子而言，早期的语言干预有助于其获得较好的预后。同时鼓励家长在专业人员指导下掌握相关技能，将语言干预融入日常生活中，尽可能获得更好的干预效果。

小　结

对于那些本身病情较轻、就诊及时、无其他并发症、及早进行语言干预，以及家长态度积极、迫切进行言语或语言康复的孩子来说，他们的预后会比其他孩子的预后更好。对于临床医务工作者来说，深刻认识到语言发育迟缓的危害和早期干预的重要性，能为改善语言发育迟缓的孩子的语言交流能力，提高其学习能力和社会适应能力做出应有的努力。对于家长来说，意识到语言干预的重要性，更有利于配合临床医务工作者的工作，也能为孩子的治疗做出相应的举措，为其良好的预后打下坚实的基础。

（编者：陈思露　李晨曦；审稿：李海峰）

Part 4

学以"智"用：认知发育落后的家庭康复

1. 认知发育落后，你需要了解这些
2. 认知发育落后，你发现了吗
3. 家庭认知发育落后康复小建议
4. 认知发育落后能治好吗

认知发育落后，你需要了解这些

经常听到一些家长询问医生："我的孩子认知怎么样？我的孩子怎么感觉比别的孩子迟钝，是不是智力不好啊？"究竟什么是认知？认知和智力有什么区别？为什么孩子的发育会跟不上？什么是认知发育落后？怎样知道孩子的认知水平是不是正常？认知发育落后严重吗？只有充分了解了这些知识，家长才能够更好地去判断自家孩子是不是存在认知发育落后的情况，进而早发现、早就医、早干预。

什么是认知发育落后

认知是指孩子通过感知、学习、记忆和思考来获取知识的过程，而智力则是孩子在获取知识的过程中所表现出来的一种能力，属于认知的主要部分，临床上通常会用智商（IQ）、发育商（DQ）等来体现孩子的认知水平。

认知发育落后，也被称为智力落后、精神发育迟缓或精神发育迟滞等，是孩子常见的一种发育问题。认知发育落后的孩子与同龄的孩子相比，往往会表现出某一方面或者多方面的发育异常，如他们可能存在社会适应能力、学习能力和生活自理能力低下，也可能存在运动、语言、注意力、记忆、理解力、洞察力、逻辑思维、想象及心理活动等均明显落后于同龄人的情况。

孩子的认知发育是这样的

和运动、语言发育一样，正常孩子的认知发育也遵循着一定的规律，并且从婴儿时期就开始了（表4-1）。幼龄的孩子尚不会认物和对答，他们的认知能力往往体现在玩耍的技能、模仿的能力以及对环境的适应等方面。

Part 4 学以"智"用：认知发育落后的家庭康复

表 4-1 认知发育的规律

月龄阶段	认知发育的规律
0~1	这个阶段的孩子还没有成熟的头脑思考过程，他们常有反复的反射活动，如觅食反射、抓握反射等，也多通过这些反射活动来满足他们的需求；他们也还没有自发的模仿，但会根据环境调整自己的情绪，如别的孩子哭了，他们也会跟着哭
2~4	这个阶段的孩子多通过嘴巴及手的触感去认识周围的事物，他们会不断地摆弄身体，如玩手、抬脚等，把能抓到的东西都放到嘴巴里去，也开始尝试利用自己的身体活动去满足需求；他们开始出现声音的模仿，发出类似"m""o""u"等音
5~8	这个阶段的孩子随着运动的发展开始扩大自己的兴趣范围，他们的玩耍不再局限于身体的活动，而会通过探索玩具来增加自己的游戏内容，以达到让自己开心的目的，如摇动、敲打、拍击等都是孩子探索玩具的方式；他们除了声音的模仿，还多了简单动作的模仿，如挥手、拍掌等
9~12	这个阶段的孩子玩耍的技能进一步发展，能开始玩简单的互动游戏，如和大人推球、推车等，也开始用简单的动作（拉大人的手）或者把玩具塞进大人怀里来开启游戏，如果大人把玩具藏起来，他们开始会去找；他们的模仿能力也进一步发展，开始模仿吐舌头、吐泡泡等动作，也连续模仿"mama""dada""baba"等发音
13~18	这个阶段的孩子学会用同样的玩具去探索不同的玩耍形式，以寻求最有趣的结果，如把球藏到大人找不到的地方，把球投进桶里等；他们也开始能根据大人的提醒，去模仿未曾出现过的动作和声音，如大人说"去医院是怎样的？"，孩子会做出打针的动作，然后假装哭出声音
19~24	这个阶段的孩子想象力开始发展起来了，除了喜欢玩各种玩具之外，他们也慢慢理解了事物的特征，开始使用模拟的事物来开展游戏，如把积木当成汽车、假装球是苹果等；他们也开始建立早期的记忆，能回想起大人教过的东西，并且重新展现出来
25~36	这个阶段的孩子想象力进一步发展，可以进行各种模拟的游戏，如模拟市场摆摊，模拟居家做饭等，而且他们的游戏形式很丰富，模仿很到位，给人的感觉像是"小大人"
37~48	这个阶段的孩子已经能理解简单的逻辑事件，他们的玩耍范围进一步扩大，开始寻求年龄相仿的玩伴，会一起玩有简单规则的游戏，如老鹰抓小鸡等；他们会指使小伙伴干活，并且模仿他们
49~72	这个阶段的孩子对事物关系和逻辑的理解进一步完善，会开始能进行一些找规律、分类别的游戏，也对绘本类的图书感兴趣，但是由于他们会受自身体验的影响，在某些事件上多表现出情绪化的行为

2 认知发育落后，你发现了吗

认知发育落后早有苗头

对照前文的认知发育规律，家长可以追踪孩子的认知发育情况。倘若孩子真的存在认知发育落后的情况，那么这些疾病的"苗头"其实早已显现在生活的方方面面。

认知方面

缺少逻辑性的思考

认知发育落后的孩子往往无法把一件事情完全整合，他们都是一部分、一部分地了解事情，且每个部分都是独立的，会出现表达不清晰、不完整、没有逻辑的情况。

抽象思维欠缺

认知发育落后的孩子抽象思维也较差，因为抽象思维需要脑神经发展至相当高的程度，因此他们常常表现出对抽象词汇等掌握不好，无法概括事件，又或者对于开放性的问题常常答非所问等。

记不住东西

短期记忆是认识事物之后立即记住的能力，短期记忆加强后会转变为长期记忆。认知发育落后的孩子短期记忆差的原因是脑部信息处理的速度太慢，因此表现出记不住东西、要学很多遍才能学会的情况。

不会反思

一般来说，做完一件事情后，平常的孩子会通过回忆和检讨事件来改进自己的行为。而认知发育落后的孩子短期记忆较差，刚做过的事情立马就忘掉，因而无法将自己刚完成的行为进行事后检讨和改进，进而表现出被批评过的行为重复出现的情况。

做事丢三落四

认知发育落后的孩子容易分心，无法一心多用，并且只能处理简单的步骤少的事情，所以多会表现出妈妈发出的两三步指令，孩子只能完成一步或两步，剩下的都忘了的情况。

做事不分场合

孩子对于同一事件在不同环境及情景下的分辨能力不足。也就是认知发育落后的孩子常分不清楚什么时候可以做这件事，什么时候不可以做这件事，所以常常出现在公共场合哭闹不止、上课的时候走动玩耍等情况。

注意力差

我们常认为大部分认知发育落后的孩子的注意力过度分散，其实这是以成人的立场来看的。就孩子本身而言，他们的注意力往往集中在他们感兴趣的地方，如游戏、电子产品等。

人格方面

以自我为中心

以自我为中心就是认为别人所想的跟我一样，我认为怎么样，你一定也认为怎么样。认知发育落后的孩子因发育的限制，一直处于自我中心期，所以会表现出相对"自私"或者固执的一面，多有要什么东西一定要拿到的表现。

不独立

认知发育落后的孩子常有依赖倾向，往往表现出对父母过度依恋、离不开父母等，没有办法独立完成事情。

认知发育落后的危害不容忽视

认知发育落后影响着生活的方方面面，家长应当引起重视并及早进行康复治疗，避免耽误病情。

无法完成学业

认知发育落后的孩子往往注意力、记忆力、思维等跟不上同龄人，表现为学习困难、学习成绩差等，即使有老师辅导也往往难以完成作业，后期可能出现辍学、失学等情况。

生存技能欠缺

认知发育落后的孩子由于过分依赖父母，很多事情都无法独立完成，往往生活自理能力较同龄人欠缺，如洗漱、进食等。此外，由于他们的认知问题，也更难完成买东西、乘坐交通工具等与外界相关的生存技能。

危及生命安全

认知发育落后的孩子对自己的行为控制相对较差，对各种公众场合及危急事件认识不足，很容易冲动而做出伤害自己或他人的行为，从而危及生命安全。

影响身心健康

认知发育落后的孩子常常因为行为不好、学习成绩差等长期被同龄的孩子嘲笑，进而导致出现自卑、焦虑、抑郁等心理问题，严重危害其身心健康。此外，家里有认知发育落后的孩子，对父母的心理也会造成沉重的负担。

影响下一代

认知发育落后的病因目前尚不明确，可能与遗传有关，临床上也有较多遗传的智力低下案例，影响下一代的发展。

增加家庭经济负担

认知发育落后的孩子除了需要父母的用心喂养、细心教导外，更需要专业的治疗。因此，家里有认知发育落后的孩子，父母当中往往有一方要全职带小孩，由另一方赚钱养家，这样收入减少，而治疗所需的费用也不低，无疑给家庭经济造成沉重的负担。

家庭认知康复小建议

0~6岁是孩子大脑形态、结构和功能发育最重要的时期，对他们各方面能力发育起决定性作用。对于认知发育落后的孩子应抓住这一时期及时进行医疗、心理、康复、教育、护理及社会适应能力等方面的干预治疗。目前认知发育落后尚无特效治疗药物，非药物治疗显得更为重要，主要是特殊教育和训练及其他康复手段。

在孩子的康复过程中，只有家长与专业人员充分沟通、相互配合，康复的有效性才能最大化地体现出来。

家庭康复的好处

家庭康复对认知发育落后的孩子意义重大。首先，父母都非常爱自己的孩子，期望孩子能尽早康复，而孩子也需要家庭的温暖，也需要得到照顾。因此，指导家长进行家庭康复，让家长做自己孩子的老师，能够使孩子的康复尽早开始。其次，家庭康复由医院或教室搬到了家里，在熟悉的家庭环境和日常生活行为中训练孩子，能使训练内容更实用、有效，也为家长减轻了经济压力。另外，家长最了解孩子，知道他的需求，能有针对性地制订和实施康复计划。再好的训练计划，没有家长的共同参与，其效果都是有限的。

掌握家庭认知康复的10个原则

只有进行有针对性的教育和训练，才能改善认知发育落后的孩子学习、工作和生活的能力。年龄越小，训练越早，效果就越好。训练的内容包括劳动技能和社会适应能力两大方面，可以根据孩子的认知水平设立不同的训练目标。无论是一般生活能力、日常生活习惯，还是社会交往能力，乃至职业训练，都要强调个性化。下面介绍一些家庭教育和训练的原则。

早发现、早就医、早干预

认知发育落后的孩子早期被发现，进行早期干预，一般预后较好。须谨记早发现、早就医、早干预的原则。

控制其他疾病

部分认知发育落后的孩子伴有精神症状或其他疾病与缺陷，应积极治疗与矫正，这是进行能力训练的基础。若孩子伴有癫痫，应首先控制癫痫发作；若孩子伴有精神症状，应积极控制精神症状发作。

发现孩子的兴趣

只有当孩子自愿且愉快时，才不会抗拒训练。因此，训练应该根据孩子的兴趣随时进行调整，在孩子情绪最饱满的时候进行训练。这样既达到了训练目的，又能使孩子体验到成功的喜悦，提高他的学习兴趣。

训练时长适中

训练的时间不宜过长。如果孩子感到厌烦或出现任何形式的抵抗，都应该结束训练。

正面鼓励

给予孩子正面鼓励，而不是批评指责孩子完成任务时的笨拙、无序和失败。对于每一点努力，都应适度鼓励和表扬，这样会使孩子更乐意学习。

示范—等待—鼓励—等待—示范

要遵循示范—等待—鼓励—等待—示范的原则，如此循环反复。反应缓慢的孩子不能迅速做出反应，有时甚至看起来好像什么都不明白，这时父母需要有足够的耐心，给孩子足够的时间反应。一旦孩子有任何努力的尝试，就要立刻给予赞扬和肯定。

反向前进

训练要从任务的最后一步逐渐向前递进。也就是说，在大人做完前面的部分后，让孩子来完成最后一步。当他们学会了最后一步时，再向前递进一步，以此类推。这样，每次孩子都能到达他已经学会的那一步，并且获得成就感。

坚持训练

即使进展缓慢，也要坚持下去，并且尽量去发现一些细微的进步之处。如果家长认为孩子不可能完成某些事情，放弃了对孩子的训练，那么孩子就失去了学习的机会，就永远不会了；如果家长坚信孩子是可以学会的，并坚持不懈，某天就会惊喜地发现孩子做到了。

态度坚决

要态度坚决地执行规则，不能因为心软而妥协。家长若妥协，孩子就会利用你的"心软"来达到他希望达到的目的。规则越清晰，孩子就能学得越快。

循序渐进，逐步进行

进行某项训练要系统化，循序渐进，并且学习步调不要太快，要反复练习，不断巩固、强化正确行为，这样有助于培养孩子的依从性。要对孩子的训练行为进行反馈，让孩子理解自己所做的是否正确，对的要强化、鼓励，错的要纠正、指导。

参考以上原则，家长可根据自己孩子的不同状况，指导其做一些有针对性的训练，也可在治疗师的指导下进行训练。

解锁家庭认知康复

感官知觉能力训练

感官知觉能力训练可以提高孩子对自己身体及外界环境的认识，增加感知的敏锐性和精确性，对环境的改变做出合适的反应。通过大量丰富的感知刺激和肌肉活动，从而刺激大脑功能的恢复和补偿，是提升认知发育落后的孩子适应性技能的重要手段。

视知觉发展训练

视知觉发展训练包括视觉追踪、快速巡视和视觉分辨。①视觉追踪指的是慢而平稳的眼球运动，例如，用不同颜色、图案、形状的玩具在孩子面前移动，发展视觉反应能力；②快速巡视是指大幅度、快速移动的视觉追视能力，例如，彩色的花朵、跑来跑去的玩具小火车等，即使孩子头在转动，但眼睛也能够注视在感兴趣的目标上；③视觉分辨是指孩子能按不同颜色、大小、形状等做配对或分类，可以采用游戏方式对孩子进行视觉分辨能力训练，例如，相同物件不同颜色分类、不同物件相同颜色分类，以及图案配对、仿砌图案等。家长可根据孩子的具体情况有选择性地进行训练。活动建议有以下 4 个方面。

❀ 看物体：把孩子抱起来，看周围的人与物，这就是刺激他的视觉。天气晴朗时，可以抱孩子到户外，让他看绿叶、鲜花、来往行人和车辆等，同时用语言逗引，引起他们的注意，提高他们的兴趣。

❀ 两眼注视并跟随：在孩子床边挂色彩鲜艳的玩具，鼓励他们来看，然后把玩具缓缓地从一侧移向另一侧，边移动边使玩具发声，诱导孩子用眼睛跟踪物体，逐渐训练孩子用眼睛上下、左右、前后地追视玩具。

❀ 用眼睛找东西：教孩子辨认屋内的物件，待基本掌握后，说出一件让他们找，如"你的床在哪里？"，他们的眼睛会在屋里找，当他们看到后，就表扬他们、抱抱他们。这样既锻炼了眼睛的灵活性，又提升了孩子的认知力。

❀ 认颜色：孩子首先对红色较敏感，所以先从红色开始，将红色、黄色、蓝色的积木各一个混在一起，挑出红色的积木对他们说："这是红颜色的积木，红颜色的。"之后让孩子按照这种颜色，自己找出红色的积木。待其熟练后，增加积木的数量，让他们将所有的红色积木挑出来。掌握一种颜色后再更换另一种颜色。当孩子学会辨别颜色后，再要求他们"把红色积木给我"，让他们通过辨别挑选出来。

听知觉训练

可以在游戏中发展听觉辨识、听觉记忆训练等。听觉训练时声音应由重到轻、由熟悉到陌生、由简单到复杂，还可以利用生活中的自然物进行辨别训练。家长可根据孩子的具体情况选择性地进行训练。活动建议有以下两个方面。

❀ 听声音：如呼唤孩子名字的声音、各种动物的叫声、自行车铃声、汽车喇叭声等，让孩子感受各种声音的特征。在与孩子说话时，尽量变换音调，或高或低，或轻或重，或急或缓，让孩子辨别。为孩子创造良好的听觉训练环境，并鼓励其发音。

❀ 寻找声源：让孩子寻找声源，如"奶奶在哪里叫你呢""小鸟在哪里唱歌呢"，找对了给予表扬，找不对时可以提醒一下。反复更换声音的来源、远近和强度，可以提高孩子对声音的敏感性及寻找声源的反应速度。

触知觉发展训练

感知游戏的动因是在感觉和肢体运动使用过程中，可以获得快乐和自主控制的感觉，孩子通过直接感知和实际动作，获取周围环境信息并适应。家长可根据孩子的具体情况选择性地进行训练。活动建议有以下两个方面。

❀ 用手摸东西：经常让孩子摸质地不同的物品，如柔软的毛巾、长毛绒动物玩具、较硬的积木、小勺、流动的水等。告诉孩子什么是软的，软的东西有什么；什么是硬的，硬的东西有什么；什么是光滑的，什么是粗糙的。让孩子经常摸，反复体会，然后让他们指出来，以训练孩子触觉的灵敏性。

❀ 触摸孩子：用不同的方式触摸孩子，时而轻拍，时而稍用力拍，时而抚摸，时而挤压，让他们体会不同的肤觉；母亲还可以在孩子清醒且愉快时，用直径10厘米左右、表面突出的小触摸球轻轻地刺激孩子的手掌、脚掌，促进孩子触觉发育。

感觉统合训练

感觉统合训练与游戏活动一样，但有别于一般的游戏，它是训练者根据孩子的感觉和动作发展的情况，经过专门研究、精心选择、调配器材，以游戏的方式让孩子在游戏中表现出一系列的统合行为和脑力强化训练活动。具体训练方法如下。

❀ 有趣的抚摸

目的：锻炼精细动作，安抚情绪，提高社交、听觉及语言能力。

方法：准备一些可以轻抚孩子的物品，如毛毯、丝绸、羽毛、棉球等。家长怀里抱着孩子，一边用这些物品轻轻触摸他们的手指和脚趾，一边同他们低声说话，他们会感到非常快乐。每次触摸时可以采用不同的物品。

虫虫飞

目的：锻炼视觉、听觉及语言能力。

方法：家长抱着孩子并看着他们的眼睛，慢慢晃动自己的食指，放在他们眼前并吸引他们的注意力。此时，摇动着手指向左边移动并观察他们的眼睛是否跟着移动，再移到右边，观察他们的眼睛是否跟着移动。一边摇动手指，一边说"虫虫飞，虫虫飞"。刚开始，孩子的眼睛跟着家长的手指持续的时间很短，但若每天坚持练习，就会发现他们在不断地进步。

身体游戏

目的：锻炼视觉、听觉、语言能力，加强精细动作。

方法：家长将孩子抱在大腿上，触摸他们脸上不同的部位，并告诉他们各个部位的名称。如轻轻抚摸他们的鼻子，并说"这是你的（或用孩子的名字）鼻子"，可重复多次。家长也可拿起孩子的小手来触摸另一方的鼻子，并说"这是妈妈的鼻子"。然后问孩子"你的鼻子在哪儿"，并把孩子的小手放在他们的鼻子上，告诉他们"在这儿呢"。还可以同孩子一起做"眼睛在哪儿""耳朵在哪儿"等游戏。

升降机游戏

目的：锻炼逻辑、听觉及语言能力。

方法：让孩子在两个大人之间，每人握住孩子一只胳膊，反复举起和放下，并说"上，上，上"和"下，下，下"，孩子会从游戏中初步了解上升与下降的含义。

好玩的大纸盒游戏

目的：全身动作训练，建立空间概念，让孩子学习自己玩。

方法：准备比较结实、底浅、面积稍大的纸板箱1只，玩具数个。

纸盒里的玩具让孩子随意地拿进取出，开始可能需要家长示范给孩子看。

当孩子把大纸盒里的玩具拿出来时，家长可逗引孩子爬进纸盒里，说"这是宝宝的家"，让孩子坐一坐，扶着站一站。当孩子把玩具装进大纸盒时，家长可以教孩子推动大纸盒，同时说"嘀嘀嘀，大卡车开来了，送货来啦"。

拉着妈妈站起来

目的：学习控制身体的重心和力量。

方法：孩子坐位，家长抓着孩子的双手，慢慢地帮助他们站起来。

反复练习站与坐，反复说"宝宝站起来喽，好能干""宝宝坐下去啦，真厉害"。家长使用的力量由大到小，逐步发掘孩子自己的力量和主动控制意识。经常玩此游戏可以锻炼孩子脚跟和腰部的肌肉力量，练习将身体重心移到脚底，有助于孩子学习走路。

投球游戏

目的：锻炼手眼协调能力、学习观察和探索目标。

方法：准备废旧报纸、脸盆或纸篓1个，在孩子面前将旧报纸揉搓成球状，吸引孩子的注意力。如果孩子已经有一定的动手能力，可以让孩子一起参与揉搓报纸。让报纸球在地上滚动，激发孩子对游戏的兴趣。与孩子一起玩丢球、滚球、追球、捡球的游戏，家长示范将纸球投入筐内，然后引导孩子玩投球。建议可根据孩子投球的情况，随时调整距离和筐或盆的大小。

钻洞洞游戏

目的：练习手膝着地爬行，设定方向爬行，加强爬行的灵活性。

方法：准备孩子喜欢的玩具若干。在房间的某处放一件孩子喜欢的玩具，引起孩子的注意。一位家长手脚着地弯下身子做"山洞"，引导孩子钻过"山洞"去拿自己喜欢的玩具。孩子拿到玩具后，让其玩一会儿作为鼓励。

小飞机游戏

目的：强化孩子的前庭感觉，提高平衡能力及本体感觉。

方法：家长一人抓住孩子的上肢，一人抓住孩子的下肢，抬起后进行左右和上下的摇摆或晃动。孩子可以采取仰卧或俯卧的姿势。游戏时要注意孩子肌肉紧张的情况，不宜太勉强，如果孩子感到不适，应立即停止。另外，摇摆或晃动的幅度不宜过大。

抓泡泡游戏

目的：锻炼孩子手眼协调能力、观察力、追逐能力。

方法：准备泡泡瓶1个。家长用泡泡瓶吹出泡泡，吸引孩子的注意力。鼓励孩子追逐泡泡，并用手去抓泡泡。

拔萝卜游戏

目的：用身体运动感受节奏，体验亲子游戏的快乐。

方法：让孩子当萝卜，然后躺在床上，家长拎孩子的腿或脚踝往斜上方边拔边有节奏地说"嘿呦嘿呦，拔萝卜！嘿呦嘿呦，拔萝卜"。让孩子合着节拍反复弯曲和伸直膝盖。当说到"拔出来了"时，就拉直孩子的腿。然后另一位家长从头到脚轻抚孩子，模仿洗"萝卜"的样子。最后家长亲亲孩子，假装要吃"萝卜"。玩这种模拟游戏时，孩子的兴趣会很高，家长可以经常和孩子玩这种游戏，游戏内容可以延伸为"包饺子""摘苹果""滚皮球"等。

抛接球游戏

目的：锻炼孩子手眼协调能力，培养孩子手臂动作的灵活性。

方法：准备大小不同的皮球若干。家长与孩子面对面坐着或站立，家长先将球轻轻抛入孩子怀里，让孩子将球接住，鼓励孩子把球抛回来，反复练习。开始时家长可把球直接放入孩子手中或家长把球伸向孩子，鼓励他们伸手接球；如果孩子缺乏接球、给球的主动性，另外一位家长应给予孩子身体指导，直到孩子开始有主动接球、给球的意识，才逐渐减少给予孩子的帮助。随着孩子动作灵活性的增强，可以逐渐提升游戏的难度，如改变抛接的距离和球的大小等。

倒着走游戏

目的：培养孩子的空间概念，协调身体能力。

方法：开始时只要求孩子随意在地板上倒着走；然后在孩子熟悉初步的要求后，要求他们在大人的扶持下沿直线倒着走；最后可以要求孩子独立地沿直线倒着走。

扔豆子游戏

目的：锻炼孩子手臂运动能力、手眼协调能力，学习向着目标抛掷物件。

方法：连续5次把豆子或类似的玩具扔进距离1米外的大盒子中。开始时把距离设近一点，要求孩子站在距离大盒子一步或两步的距离。建议手把手地帮助孩子投掷。逐渐把距离拉大，建议只在孩子姿势错误时给予帮助。逐步把大盒子换成小一点的盒子。

平衡木游戏

目的：控制平衡能力。

方法：在地板上用不干胶粘一条2米长、10厘米宽的线条，让孩子在线条上走。开始时只走一半的距离，允许偶尔走出界外。要求孩子走完全程，尽量不要走出界外。家长可站在孩子前方，拉着孩子的手向前走，但不给予身体协助；提醒孩子既要注意脚下的线条，还要注意前方的路。

最后让孩子自己尝试独自走。

学蛙跳

目的：锻炼重心及平衡能力。

方法：在地板上用不干胶粘两条线，一条为起跳线，另一条为跳过目标线。家长给孩子示范青蛙跳，然后指导孩子模仿。家长可给予孩子身体协助，如果孩子遇到问题，要及时给予身体或口头上的指导，重复示范并注意提高孩子参与的兴趣。开始时，线段间的距离应该短一点，让孩子容易达标。如果孩子不愿意合作，可使用奖励的方法，把奖励的物品放在目标线上，孩子跳到线上就奖励。逐渐把两条线间的距离增大。

滚动身体

目的：控制迷路反射，锻炼身体的控制能力及协调能力。

方法：让孩子在家长的协助下自己控制身体，在垫子上或床垫上从一端翻滚到另外一端。家长可给予孩子身体协助和口头提示，让孩子从训练中懂得如何控制自己的身体、翻动的速度和力量。同时要确保孩子的安全，避免碰伤。

吊床游戏

目的：调节前庭感觉系统。

方法：让孩子俯卧在吊床上，两位家长将吊床前后摆动，并在孩子前方的地上放一玩具，前后摇晃时让孩子拾取地上的玩具。孩子在开始时可能会紧张，需要家长蹲下给予安抚。避免孩子在吊床内挣扎。如果孩子无法取得前方的玩具，家长可把玩具握在手里，等孩子靠近时放到他们手中。

袋鼠跳

目的：强化前庭刺激，控制过敏信息。

方法：孩子站在一个大的袋子中，双手提起袋边，双脚同时向前跳。开始时只要求分段跳，每次跳 2~3 步的距离；孩子技巧熟练后可不给予其身体协助，要求孩子一次性跳 1~2 米的距离。

跳数字游戏

目的：增强身体平衡能力及重力感。

方法：用不干胶剪出大的数字 1~10 或 1~20，贴到圆形的不干胶上，然后贴在地板上。让孩子从一个数字跨到另一个数字上，以跨到圆形内为胜；也可让孩子按指定的数字跳，或按单、双数跳。如果孩子还不懂得数字，可粘贴不同颜色的数字，然后让孩子按颜色跳；如果孩子跳跃技巧不成熟，可在开始时握住孩子的双手或托着孩子的腋下帮助其跳；如果孩子不懂得或不遵守游戏规则，要随时给予其身体协助或口头提示。

摇摇船游戏

目的：控制迷路张力反射，提供前庭及本体刺激，改善身体素质及两侧协调性。

方法：让孩子躺在地上，双手抱膝，身体屈起呈球状，前后滚动20下，或左右摇动20下。开始时孩子可能不能很好地控制身体，家长需要给予其身体协助，从侧面轻推孩子的肩或臀，示意孩子顺着给予的外界力量摇动身体。一旦孩子掌握要领，及时停止帮助，鼓励孩子利用自身的力量摇动身体。

语言训练

孩子是否有机会说话、能否大胆开口说话，与家庭环境关系密切。因此，家长要创造一个能使孩子想说、敢说、喜欢说、有机会说，并能得到积极应答的环境。首先，家长的态度和情感要适宜孩子的发展，家长要有意识地创造一个和谐、良好、优美的家庭生活环境，营造一种轻松的氛围，使孩子有任何的想法都愿意与家长交流；其次，孩子天生好奇、好问，家长切不可因厌烦、怕吵而让孩子闭嘴，应根据孩子感兴趣的问题引导其思考、探索。家长可以通过以下训练方法帮助认知发育落后的孩子提高语言能力。

训练方法见 Part 3。

运动能力训练

运动能力训练是感觉、认知、行为的复合学习过程，包括个体和环境的相互作用。孩子从抬头、翻身、坐、爬、站立、行走，到手部的精细运动，都涉及运动感知和认知的发展。尤其是在幼儿期，孩子大部分时间都是通过玩来学习运动技巧，提高动作的准确性和灵活性，发展生活和学习所需的基本动作技能的。

大运动训练

训练方法见 Part 2。

精细运动训练

将物体投入容器训练：教孩子把小物体准确地投入容器内，所使用的小物体和容器最好是金属制品，既不容易破碎，又会发出声响。这种金属敲击时发出的声响会激发孩子的兴趣，认知发育落后的孩子会不厌其烦地继续投下去。使用的物品要根据情况更换，由大变小，如由原来的向罐头盒内投放小锁、小汽车等，改为向小瓶子、小碗内投放葡萄干、大米等。家长也可同他们一起做"投物"游戏，谁投得准就鼓励谁。在做游戏的过程中，既训练了孩子手指的灵活性，又锻炼了手眼的协调性。

❀ 穿珠子训练：教孩子用铁丝或较粗的电线做穿珠子、穿扣子等游戏。家长要教他们具体的方法，由家长帮助做到后再让孩子自己做。可锻炼孩子双手和手眼的协调性。

❀ 翻揭训练：家长和孩子一起看画册或相册等，鼓励孩子自己用手去翻揭。目的不是看画册上的人和物，而是在翻揭的过程中锻炼孩子的手指力和腕力。因此，不论孩子看不看图画情节，只要他们能一直翻下去就行，哪怕是一次翻好几页。随着手指灵活性的加强，孩子逐渐就会做到由厚到薄，一页一页地翻了。

❀ 撕扯、搓揉训练：拿一些用过的纸，或过时的书、画等让孩子去撕扯，要鼓励孩子大胆地去撕，且撕得越碎越好。因为撕得越碎，对孩子手指技巧的要求就越高，他们两手的拇指、食指之间的对捏力就越强。父母还可拿一些较硬的纸或碎布料让孩子去搓揉或搓卷，这样既可锻炼孩子手指的灵活性，又可锻炼孩子的腕力。家长在洗衣服时也可让孩子学着用手去搓洗，这同样能训练他们的手指技巧。

❀ 夹物训练：家长在一个盒子里放一些小的物品，如豆子、石子、花生米等，让孩子用镊子或筷子夹出放到地上，夹完后再重新把地上的夹回到盒子中去，如此反复。在此过程中被夹出的物体应由大变小、由少变多。同时，家长也可以训练孩子使用筷子。

❀ 拧旋训练：如拿一些带螺旋盖的空饮料瓶，让孩子拧紧或旋开瓶盖。

❀ 拨算盘训练：拿一个算盘，让孩子用手把算盘珠拨上拨下，既可一个一个地拨，又可同时拨动几个、一排或几排；既可用一只手去拨，又可双手同时拨。拨动时，算盘珠碰撞会发出"叭叭"的声音，使他们乐意用手去拨。

❀ 插孔训练：用一较长的、有一定厚度的木条，在上面钻一些大小不同的孔（大的能插入筷子，小的能插入吸管）。开始时让孩子先用筷子向大孔插入，继而练习把吸管插入小孔中。

❀ **揉面训练**：准备一些面粉、水和盆，与孩子一起在盆中把水和面粉掺合并反复揉搓。面揉好后，可以往里面加一些红色添加剂，指导他们用手做成各种形状的物体，如小狗、小人等。

❀ **折纸训练**：可以锻炼孩子手的灵活性。刚练习折纸时，孩子可能会出现手指软弱无力、不听使唤、动作不灵活，对此家长不要着急，慢慢地教他们一步一步地去折。最好是家长折一步，让孩子模仿一步，每次只教一个步骤。当他们每一步都学会了时，家长可从头至尾把几个步骤连起来折成一件成品。折纸的难易程度要根据孩子智力程度及孩子所完成的情况而定。

❀ **画线练习**：教孩子画线的方式多种多样。刚开始时孩子往往不会握笔，家长首先要教会他们正确的握笔姿势。在此基础上，鼓励孩子用笔在纸上随便乱画，只要能画出任意线条就行，克服其害怕写、画的心理，进一步再教孩子画点、线（水平线、垂直线、斜线等）。当孩子具备控制手指动作的能力后，教他们画复杂的线条。

具体方法有以下5种：①在已画好的直线上用与原直线颜色不同的笔去描，如原先是用蓝色笔画的，让孩子用红色笔在上面描。②让孩子用不同于原颜色的笔在已画好的虚线（垂直线、水平线）上描。③家长用疏密不同的点，画一些孩子在日常生活中经常见到的物体形状，如桃子、苹果、茄子、香蕉等，然后让孩子用不同于原颜色的笔去将点连画成物体。④画两条平行线，让孩子在已画好的限定线内画水平线或垂直线，两条限定线的距离可由窄到宽，逐渐增加至没有限定线。⑤让孩子与家长交替画线。如家长画一条竖线或横线，让孩子挨着画一条竖线或横线；家长画一条竖线，让孩子画一条水平线，家长画一条水平线，让孩子画一条竖线；家长还可以与孩子交叉画线，如家长画一横线，让孩子画交叉的斜线等。这样画线更带有游戏性、趣味性，孩子也更愿意与家长合作。

❀ **画圆和画弧线训练**：①家长画一个圆，让孩子用不同颜色的笔在已画好的圆上描。②家长用虚线画圆，让孩子沿虚线画。③家长用点画圆，让孩子连点成圆。④让孩子与家长交替画圆。例如，家长先画一个圆，让孩子也画一个圆；家长画一个大（小）圆，让孩子画一个小（大）圆；家长画一个大圆，让孩子在大圆内画小圆；家长画一个小圆，让孩子在小圆外画大圆，用大圆去套小圆。

当孩子学会画圆后，再教他们画弧线。弧线有大有小，初学时可把弧线画得大点，孩子容易辨认，也容易画，以后慢慢画短、画小。一边教孩子画弧线，一边用形象的语言加以描述，如"这条像小桥，小桥弯弯，跨河两边"等，这样容易调动孩子对画画的积极性。

❀ 画图形训练：当孩子学会了画点、线、圆和弧线以后，要不失时机地教会他们画图形。一开始所画的图形不要太难，要尽量简单，如太阳、月亮、饼干、牙刷、茶杯、钢笔、小刀等。以后根据孩子所画的情况适当加大图形的难度，如小动物、人、房子、桌子、凳子等。

在教孩子学画图形时，要尽可能地画一些孩子在日常生活中经常接触或用到的物体。例如，水果中的苹果、桃子、梨、香蕉、西瓜等，蔬菜中的西红柿、黄瓜、茄子、辣椒、南瓜等，家具中的桌子、凳子、椅子、床等，动物中的狗、猫、鸡、鸭、鹅等，衣服中的上衣、裤子、帽子、袜子、围巾等，炊具中的锅、碗、勺子、筷子、盘子、菜刀等，茶具中的茶杯、茶壶、茶碗、茶盘等。这样，孩子在画时就可以与其已有的心理印象产生共鸣，他们容易去想，乐意去做，并且画起来也形象逼真。同时，也进一步增强了他们对生活的理解，培养了对生活的热爱。

❀ 学写汉字：汉字的笔画复杂，其空间配置和结构也不一致，因此，汉字笔画和结构的不同为锻炼孩子手指的灵巧性提供了不同的条件。每个汉字都是由一定的横、竖、点、撇、捺组成的，这本身就是训练手指技巧的重要内容。同时，由于汉字结构、搭配的不同，要求孩子在写字时运用的手指技巧能力也不同，汉字结构越复杂，要求控制手指的精确性越高。

在教孩子写汉字时，最初可让他们去描红，但描红的模子一开始不可太小，应从大到小、循序渐进。汉字的难易程度、笔画多少要根据孩子完成的情况而定，也应遵循由简单到复杂的规律。当孩子有了一定的写字基础、经验后，进一步指导孩子把字写到田字格中去。开始时家长可自行设计田字格，其规格也是由大到小，最后达到田字格的书写标准。

家长所教的汉字最好是孩子日常生活中经常接触的简单物体的名称，如"米""瓜"等，并配以适当物体图片或实物，充分给以"标记"。另外，还可学写100以内的阿拉伯数字和大写"一、二、三、四……十"，以及自己的名字等。对于一些较难写的汉字，可采取分步教学法进行。

❀ 剪纸训练：教孩子用剪刀剪纸也是训练手指功能和灵巧性的重要方法。使用剪刀的重点是拇指和食指的配合，拇指、食指在整个手指抓、握、拿的过程中起着重要作用，因此使用剪刀的意义重大。同时，使用剪刀剪纸也是很好的视、动协调过程，它需要眼与手指动作密切配合，才能剪出所需要的样子。

在训练孩子剪纸前，先学会使用剪刀的姿势和手指用力的大小等。在此基础上，用秃头（圆头）、刃较厚但能剪纸的剪刀来剪。为了安全起见，不可用过于尖利的剪刀。具体剪纸方法如下：①拿一张厚薄适中的纸让孩子用剪刀随心所欲、无拘无束地去剪，只要能把纸剪开就行。②在纸上画一横线或斜线，让孩子沿线把纸剪开。此种剪法的难度较之前加大，孩子的手指不太灵活，剪时往往偏离所画的线。对此家长不要指责孩子，要耐心鼓励他们大胆地去剪。③家长在纸上画一弧线或圆，让孩子沿线剪开。刚开始时，弧线或圆不要太小，慢慢由大变小，循序渐进。④在纸上画一些简单的图形，如勺子、筷子及其他一些小动物的大体轮廓图形，或者在废旧画报上找一些简单图形，让孩子剪下来。

❀ 拼图形练习：在较硬的纸或纸板上用铅笔或钢笔画人或各种小动物的简单图形，然后分几个大的部分沿线剪开。拿这些被剪开、打乱的图形让孩子用双手去拼，以此来锻炼孩子手指的活动能力和手眼协调能力。

除上述具体训练方法外，家长还可以指导孩子（单手或双手）弹琴（脚踏风琴、钢琴、电子琴）等，也能很好地锻炼孩子的手指灵活性。

日常生活能力训练

日常生活能力是指孩子在日常生活中照料自己生活的自我服务性劳动的能力，主要包括自己穿脱衣服、鞋袜，收拾、整理衣服和床铺，独立进餐，自己洗脸、洗手和洗脚等。

家长是孩子的第一任老师。认知发育落后的孩子生活自理能力的培养绝大部分来自家庭，家长在日常生活中应配合学校、社会，对孩子进行有针对性的训练。具体从以下 6 个方面进行训练。

大小便训练

认知发育落后的孩子常常会穿着尿湿的裤子继续坐在座位上若无其事

地玩。不仅如此，即使将他们带到厕所里，他们也不会自己小便，在小便池前呆呆地站着，不知道自己该干什么，而是好奇地看别人在干什么。针对这些表现，首先，家长要对他们进行观察、记录，逐步掌握孩子的大小便规律，继而采取定时提醒的方法。在提醒时要求或者辅助他们自己对家长说"我要尿尿""我要拉屎"等，帮助他们慢慢做出正确的大小便反射活动，知道想大小便时要喊成人，并且要到厕所里大小便。其次，家长再手把手地帮助孩子学习解大小便的方法，通过边教边练的形式，让他们逐步学会自己解大小便。最后，家长在一旁用语言进行提示，让孩子反复地练习，强化他们对大小便方法的掌握，达到大小便自理的目的。

进食训练

认知发育落后的孩子经常在进食时不能正确地吸、咬、嚼、吞、咽，不能较好地区分食物中什么能吃，什么不能吃。针对这些表现，首先，家长须从基本的饮水训练开始，帮助孩子学习吸、喝、咽、吐等动作，并与孩子面对面地做示范，让孩子模仿家长做出动作，家长通过语言提示把相应的动作和名称对应起来，使孩子逐步掌握这些动作。其次是进食训练，用同样的方法先让孩子学习咬、嚼、吞、咽等进食动作，然后反复练习，使之熟练，再让他们边吃边练习。另外，帮助他们区分食物中什么东西可以吃、什么东西不可以吃也是非常重要的。最后，让孩子学习正确使用餐具进食。同时，家长也应注重帮助孩子养成进食时的卫生习惯。在进食过程中反复提醒孩子：进食时不要讲话，不要东张西望，吃饱了要及时告诉大人等。

衣着训练

认知发育落后的孩子对自己的衣着有一定的认知能力，只是这种能力发育迟缓，不能与其年龄相称。孩子不仅不会自己穿脱衣服，而且还不能配合大人的帮助穿脱衣服。针对这种情况，家长可以在帮孩子穿脱衣服的同时，引导孩子用动作来配合，使他们先形成"衣来伸手"的习惯，进而再学习自己穿脱简单衣物。经过一段时间的训练后，只要家长拿起衣服准备帮孩子穿时，孩子就会自然而然地用各种动作来配合。由于脱裤子的动作相对简单，所以，一开始家长可以引导孩子学习自己脱裤子。先让他们自己尝试用各种方法把裤子脱下来，再在他们自己脱的基础上手把手地引导他们学习正确的方法，并反复进行练习。在孩子穿裤子时，家长在一旁用语言提示，适当地给予帮助。

个人卫生训练

认知发育落后的孩子不知道如何保持个人卫生,因此他们往往给人一种邋里邋遢的感觉。家长要时时提醒,以帮助孩子养成饭前便后洗手,手脏时洗手,饭后漱口、擦嘴、擦手、擦汗等卫生习惯,并且擦洗时告诉孩子身体擦洗干净后的好处。

睡眠训练

养成良好的睡眠习惯是提高孩子自理能力的重要组成部分,认知发育落后的孩子精力似乎比正常孩子充沛得多,不能自觉、安静地入睡。有时孩子自己睡不着,还喜欢在床上爬来爬去,发出叫声,影响他人休息。此时家长可以想办法试着让孩子和自己的枕头、被子交朋友,知道睡觉时头要枕着枕头,要盖好被子,家长和孩子紧紧地靠在一起。家长还应该轻声提醒孩子不要讲话,手脚不要乱动,把眼睛闭起来,这样孩子就容易不知不觉地睡着了。经过反复训练,孩子会逐渐养成较好的睡眠习惯,自控能力也可以得到提高。

安全常识训练

随着社会节奏的日益加快,孩子也将越来越早地独立面对日益复杂的社会大环境。因此,安全常识教育就显得尤为重要,特别是对认知发育落后的孩子来说,他们更不懂得如何来保护自己。这就需要家长通过细致的观察,不断地提醒他们什么事情可以做,什么事情不可以做,什么地方可以去,什么地方不可以去等。经过家长的不懈努力,孩子能学会一些基本的自我保护方法,具备基本的安全意识。

认知发育落后能治好吗

认知发育落后最后会怎么样

孩子认知发育落后能治好吗?毫无疑问,这是所有家长最关心的问题。认知发育落后的原因繁多,至今尚未完全清楚,给治疗带来一定的困难。

但随着医学技术的发展，多数认知发育落后的孩子可以由社会的负担变成社会的生产力，但这也与孩子本身的基础能力有关。

轻度认知发育落后

轻度认知发育落后的孩子在学龄前期与平常孩子差别不大，不易被发现，一般可以进行日常生活的交谈，但在某些方面，如学习能力、记忆力、注意力等较同龄的孩子落后一些。他们多数需要辅导才能完成，一般都只能读到小学毕业，少数可以初中毕业。他们成年后生活能自理，但对语言的理解和使用存在不同程度的障碍，常表现为反应较慢或需要帮助，多数可有职业技能，可完成简单的手工劳动。此类孩子的智商为55~69（成人后智龄相当于9~12岁），在认知发育落后的孩子中占70%~80%。

中度认知发育落后

中度认知发育落后的孩子在学龄前期已经表现出较明显的发育迟缓，到了学龄期他们的学习困难越发明显，包括理解、记忆、阅读、书写、计算、思维等。大多数经过特殊教育，他们可达到小学二三年级的水平，并且在早期干预后能够学到基本的生活自理方法，掌握交往和学习的基本技能，但习得的语言技能相对简单。他们成年后能够从事简单、重复的劳动，但生活质量较低、工作效率差，往往需要他人经常的帮助和辅导以适应社会生活和工作。此类孩子的智商为40~54（成人后智龄相当于6~8岁），在认知发育落后的孩子中约占12%。

重度认知发育落后

重度认知发育落后的孩子在学龄前期即有明显的表现，他们的语言发育水平低、理解困难、表达能力差，经常会有重复单调、无目的的动作和行为，如点头、摇头、奔跑、咬自己、打自己等，有的生活自理能力极差，有的甚至没有危险意识。经过长期反复的康复训练后，他们的生活自理能力可能会提高，可以掌握基本的吃饭、穿衣、大小便等生活技能。有的可在别人的监护下从事简单重复的体力劳动。此类孩子的智商为25~40（成人后智龄相当于3~6岁），占认知发育落后的孩子总数的7%~8%。

极重度认知发育落后

极重度认知发育落后的孩子通常能够从外观上辨别出来,有的孩子甚至出现头颅、身体的畸形。他们的智力水平极低,不会说话,理解能力也非常差,生活完全不能自理,大多数完全依赖他人的照料。通过康复训练,有少部分可以获得极其有限的自理能力,如自己吃饭、控制大小便等。有相当一部分人因生存能力低下且患有其他较严重的疾病,在年龄较小时去世。此类孩子的智商<25(成人后智龄小于3岁),约占认知发育落后的孩子总数的2%。

(编者:洪小霞 余志洁 应 青 张景博;审稿:李海峰 车月苹)

Part 5

难以下咽：儿童吞咽困难的家庭康复

1 吞咽困难，你需要知道这些

2 吞咽困难会有什么影响

3 在家这样做，有效改善孩子的吞咽困难

1 吞咽困难，你需要知道这些

吞咽困难是什么

吞咽困难一般是指由于下颌、嘴唇、舌头、软腭、咽喉、食管等结构或功能出现异常，食物不能安全、有效地经口腔运送到胃，简单来说就是"吃"这个过程出现了问题。而更广义的吞咽困难还包括精神心理方面的原因，也就是说结构和功能是正常的，但没有吃的意愿。口咽部解剖示意参见下图。

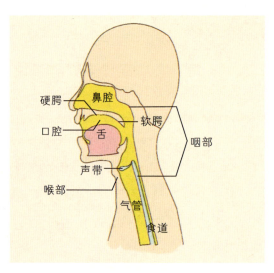

口咽部解剖示意图

吞咽困难的预警信号

家长可以在日常生活中观察孩子进食过程中的反应，初步判断与吞咽相关的问题，从而快速就医。

❀ 吃饭或喝水时有不舒服的表现：进食特别慢或特别快，进餐时眼泪汪汪、面色改变、身体后仰、扭头、哭闹、拒绝进食和／或喝水，特别挑食，只吃某种质感、温度、味道或颜色的食物，进食量与同龄孩子相比明显偏少等，这些表现可能单独出现，也可能几种同时出现，这提示孩子在进食过程中有不舒适的体验。由于孩子无法清楚表达，家长要通过仔细观察，才能判断孩子在进食过程中存在的不舒适情况。

❀ 口水或食物溢出口外：由于口唇关闭不佳，对于食物、液体（奶或者水）或唾液的控制出现问题，或吞咽不及时、不彻底，表现为吃东西时流口水、食物溢出口外等情况。

❀ 鼻腔溢出食物：口腔和鼻腔在咽喉上方是相通的，正常吞咽时软腭上抬可以阻止食物进入鼻腔，但是如果软腭不能正常发挥功能，或者咽部协调性不好，食物就可能通过鼻腔反流出来。

❀ 舌肌、咀嚼肌控制差：舌头运动不灵活、不协调，不能有效传输食物；咀嚼食物的动作不灵活、不协调，食物嚼不烂、嚼不彻底。

❀ 食物清理不干净：进食后，清理口腔时发现有食物残留在口腔内，以两侧面颊处为多；反复清喉咙；干呕。

❀ 发生误吸：吞咽食物过程中有呛咳、咳嗽、干呕等，这些表现是在食物误入呼吸道时机体的一种保护性反射，试图通过咳嗽将异物咳出来。如果有大块食物进入呼吸道，会阻塞气管，导致孩子无法呼吸，这是最危急的情况，家长需要采取紧急救助措施并尽快送医。

❀ 进食期间或之后出现呼吸困难：由于异物刺激呼吸道，使得分泌物增多，喉头收缩，加之情绪紧张等因素，导致气道变窄，进而出现呼吸困难。

❀ 鼻塞：呼吸道受刺激后分泌物增多，或者反流物刺激鼻腔，鼻黏膜分泌物增多，进而出现鼻塞的症状。

❀ 呼吸道过敏或哮喘：呼吸道反复受刺激后，对某些刺激因子的耐受性变差，如空气污染、烟尘、雾霾，或者误吸的食物及反流的胃内容物，都易引起气道的过敏反应，出现咳嗽和气喘等表现。

❀ 咳嗽：由于呼吸道分泌物增多并难以清除，导致出现呼吸不顺畅、咳嗽等症状。

❀ 喉部湿音：喉部分泌物增多，呼吸时有气体通过液体产生呼噜声，家长通常形容"孩子喉咙里像是有痰"。

❇ 频繁地发生上呼吸道感染或肺炎：如果长期有异物刺激呼吸道，或者反流物反复刺激呼吸道，会导致呼吸道的修复力和抵抗力下降，容易发生呼吸道感染。异物更容易进入右肺，所以，反复发生肺炎尤其是右肺肺炎，是吞咽困难的证据之一。

❇ 进食后食物反流：出现吐奶等。

❇ 发热：进食后体温轻度升高，一般出现在进食后 30~60 分钟。

❇ 体重不增反而减轻：体重达不到同龄孩子的标准，或者体重不增反降。

❇ 便秘、脱水：是液体摄入不足的表现。

由以上症状可以看出，吞咽是一个复杂的过程，表现千差万别，有些表现可能看起来与进食无关，但吞咽出现问题反而可能就是其症结所在。所以，家长不确定或有所疑惑的时候，都要及时与医生沟通。

吞咽困难会有什么影响

吞咽是一个连续的过程，并且与机体其他系统的功能密切相关，所以，这个过程中任何环节出现问题，都可能导致身体、精神，甚至行为方面的连锁反应，产生一系列直接或间接的后果。

对营养和生长发育的影响

吞咽困难最直接的影响是食物摄入不足，导致机体营养缺乏，进而影响生长发育。营养素包括两大类，宏量营养素和微量营养素，这两类营养素的缺乏会引起孩子的一系列表现。

宏量营养素主要包括碳水化合物、蛋白质和脂类。宏量营养素摄入不足就不能产生足够的热量，进而导致孩子消瘦和生长发育迟缓。孩子热量摄入不足，会导致体重不增甚至减轻，表现为体重达不到同龄孩子的标准，出现骨骼突出、身形消瘦等营养不良体貌。同时，由于能量不足，孩子容易疲劳、不爱动。此外，长期能量摄入不足，会导致身高增长缓慢，孩子比同龄孩子矮小。

微量营养素包括各种维生素和矿物质，这些元素虽然需求的量不多，但也在机体中发挥着重要作用。例如，若机体缺钙，会导致骨骼发育不良；缺乏铁，可能会贫血；缺锌，会影响免疫系统和消化系统；缺维生素 A，会影响视力；缺 B 族维生素，会影响代谢等。

此外，吞咽困难除了影响食物的摄入，还可能影响喝水。如果水的摄入量不足，可能会导致脱水的表现，如皮肤干燥、嘴唇干燥、大便干结等。

对呼吸系统的影响

如前文所述，吞咽过程和呼吸系统解剖结构密切相关，吞咽困难，尤其是误吸，会导致很多问题。最危急的情况是急性窒息，当误吸的食物比较大时，整个气管都会被堵住。婴幼儿的气管特别狭窄，新生儿的气管直径不足 0.5 厘米，很小的异物就足以将气管堵住。气管阻塞后氧气供应不足，大脑缺氧 5 分钟就可以造成不可逆的损害，长时间的脑缺氧会导致死亡。

如果误吸物为液体（如奶、水、果汁），或者误吸物比较小，误吸量比较少，一般不会造成急性窒息。但是这些异物进入气管和肺，也会引起一系列问题，如反复发生上呼吸道感染、肺炎、哮喘等呼吸系统疾病。

对其他方面的影响

吞咽困难的孩子常伴有行为问题，如挑食、拒食、进食缓慢等，这主要是由长期进食过程中的不舒服感觉造成的。会让孩子每次见到食物都会紧张，他们在内心形成一个联系：吃饭会导致不舒服，那么为了减少不舒服的感觉，就减少吃饭，或者拒绝吃饭。同时，家长在给孩子喂食的过程中，也会产生精神上的焦虑，每次喂食都是一场身体和精神的搏斗，孩子拒绝吃饭和家长强行喂食的矛盾。家长找不到原因，不知道哪里出了问题，进而产生焦虑；或者孩子前期已经经历了一系列的医疗干预，出院后又遇到吃饭的问题；甚至一些妈妈合并有产后抑郁症，这些问题更是雪上加霜⋯⋯这一切无论是对家长还是对孩子，都会造成极大的心理负担。另外，长期的吞咽困难会增加住院的风险，从而增加家庭和社会的经济负担。

在家这样做，有效改善孩子的吞咽困难

吞咽困难的一般康复及喂养技巧

吞咽困难涉及的原因很复杂，表现也多种多样，所以，吞咽困难的康复治疗也要从多方面考虑。一般就诊以后，医生会根据孩子的具体情况制订个体化的干预方案。由于基础疾病、所涉及的口腔结构和吞咽过程、临床表现、严重程度、家庭的饮食习惯和文化背景等都不尽相同，所以每个孩子的治疗方案都会不一样。但总的来说会遵循一套康复治疗策略，在这个基础上，形成最后的方案。

姿势调整

维持特定的姿势是任何日常活动的基础，吞咽同样需要良好的姿势设定。

小婴儿的喂养姿势

妈妈喂奶时可坐可卧，可以采用不同的扶抱姿势，妈妈可以根据自己的体力情况和喜好来选择一个适合自己的姿势。婴儿正确的吃母乳姿势如下：①无论从背面看还是从侧面看，婴儿的头颈部和躯干都在一条直线上，避免扭曲头颈来吃奶；②婴儿的头部稍稍后仰，面部对着妈妈的乳房，嘴巴保持在妈妈乳头的位置；③婴儿张大嘴巴，嘴巴要含住整个或大部分乳晕；④婴儿的上下唇翻开，尤其是下唇翻开得更大，含住下方的乳晕应该比上方多，下巴紧贴乳房。

用奶瓶喂养时，婴儿头部同样需要保持在中立位，下颌轻微内收。要注意避免头部过度后仰，因为头部后仰时气道打开，容易产生误吸。小婴儿要避免下颌过度内收，因为小婴儿气道软骨很软，下颌过度内收可能会阻塞气道。

Part 5 难以下咽：儿童吞咽困难的家庭康复

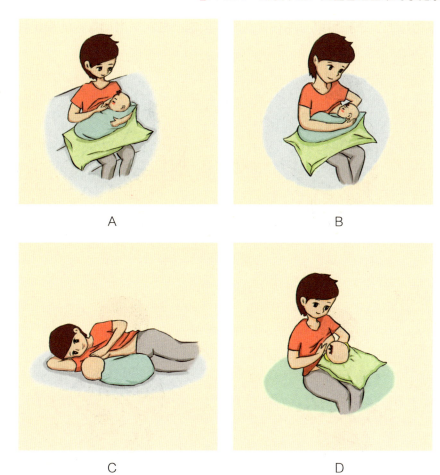

喂母乳的扶抱姿势

发育年龄在6月龄及以上孩子的喂养姿势

发育年龄在6月龄及以上的孩子，一般采取坐位姿势。注意这里是说发育年龄为6月龄，因为有些孩子存在发育迟缓，虽然年龄达到6月龄，但是实际的发育能力还未达到6月龄孩子的水平，这种情况就需要医生根据具体情况来判断了。设定姿势也是个体化的，没有一个标准化的姿势可以适合所有吞咽困难的孩子。但一般首先是保持骨盆的稳定，其次是维持躯干、头颈的稳定，最后是保持下颌、唇、舌等细微结构的稳定。

🌸 骨盆的稳定：骨盆是连接腰部和大腿的骨性结构。维持骨盆的稳定首先需要选择合适的座椅，座椅太宽，孩子可能会左摇右晃，太窄可能会不舒服。家庭用的座椅一般建议挑选中等尺寸，然后通过调整安全带或增加靠枕来进行二次调适。安全带一般以扣上安全带能通过两个手指的松

儿童发育迟缓家庭康复

紧度为标准。家长可以考虑在骨盆两侧放置小枕头来增加骨盆的稳定性。

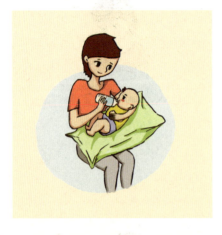
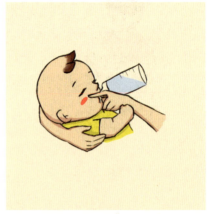
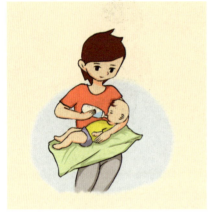
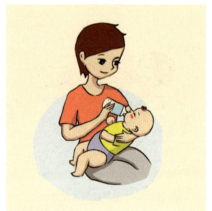

奶瓶喂养的理想进食姿势

上图是正确姿势，下图是错误示范。左下图下颌过度内收，右下图头部过度后仰

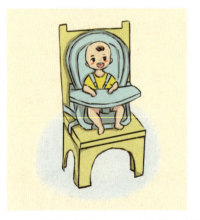

五点式安全带，维持躯干和骨盆的稳定性

🌸 躯干的稳定性：躯干的稳定性同样可以通过安全带来调整，躯干控制差的孩子可以选择五点式的安全带，或者考虑在躯干两侧加放小枕头，来增加躯干的稳定性。

🌸 头部的稳定：头部稳定性不好的孩子，家长可以考虑喂食时用手在颈部后方扶持，或者让孩子靠在家长身上喂食，或者选择有头枕的特别座椅来保持头部的稳定性。如果孩子 6 月龄以后头部控制仍很差，表明有严重的发育迟缓，可能不适合坐位喂食。

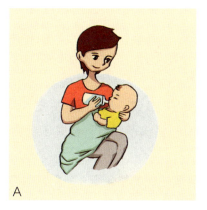 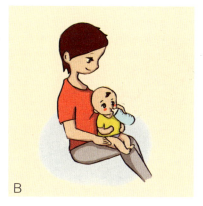

头部的稳定

A. 家长用一只手在颈部后方扶持　　　　B. 孩子靠在家长身上喂食

🌸 **下颌的稳定**：下颌俗称下巴。维持下颌的稳定性首先要保证头部稳定，也有一些特殊的手法，可以在喂食时保持下颌和嘴唇的稳定。方法一：家长坐在孩子前方，拇指和中指放在孩子下颌的上下方，食指放在面颊处。拇指加压可以帮助下颌下降，打开嘴巴，中指可以帮助下颌上抬和维持下颌的稳定性，食指在面颊处加压，帮助在口腔内形成负压，便于食物的摄取。方法二：家长坐在孩子侧方，食指和中指放在孩子下颌上下方，拇指置于面颊处。

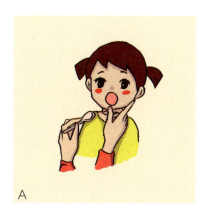 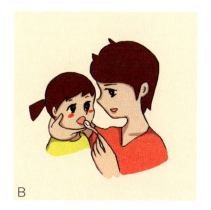

下颌的稳定

A. 家长坐在孩子前方　　　　B. 家长坐在孩子侧方

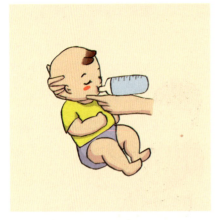

扶下颌的喂奶方法

小婴儿有时也建议用这种扶下颌的喂奶方法。家长一手扶着头颈部保持头部稳定，持奶瓶的手拇指和食指放在面颊处，拇指和食指轻压可帮助口腔内形成负压，中指放在下颌下方，维持下颌的稳定。

🌸 **直立坐位**：直立坐位姿势（90°-90°-90°），即髋、膝、踝关节分别为90°，会对一些孩子有效，但并不适合所有孩子。

🌸 **通过轮椅调整坐姿**：严重躯体障碍的孩子，需要配置特别的轮椅，可以通过调整轮椅的倾斜度来进行姿势设定，但要通过专业医生的仔细检查和调整，以达到最佳效果。

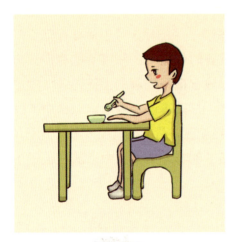

直立坐位

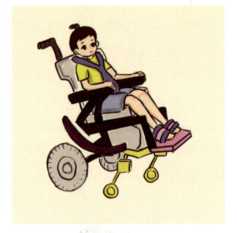

可调整倾斜角度的轮椅

除了上述的一般姿势设定，医生可能有一些特殊姿势设定方案，如吞咽时仰头、转头、侧头等，如果有需要，医生会进行详细评估和指导。有时也会特别交代进食后的姿势，例如，为了防止反流，建议进食后采取直立位或半卧位。

食物质地的调整

食物质地

食物质地是食物性状、口感、黏稠度、软硬度等的统称，固体食物和液体食物都可进行质地调整。食物质地改变一般适用于咀嚼功能不好、牙齿有问题或对流质液体控制有困难的孩子，通过改变食物质地来适应口腔功能，从而降低发生吞咽困难的风险。

食物质地与吞咽的关系

固体食物的质地大致可分为普通的、煮烂的、切碎的、糊状的。家长根据日常生活经验可知，煮烂的食物咀嚼不费力，而且容易成团；切碎的食物可以减少咀嚼的次数；而糊状的食物无须咀嚼，在口腔内稍做处理即可吞咽。考虑食物质地的同时，也要考虑食物的湿度和黏性。食物越干，越难在口腔里成团，需要更多唾液与其混合，这就增加了食物在口腔内的处理时间；而黏稠的食物则更容易成团，但是太黏可能会黏在口腔内，增加处理的难度。

液体的质地分为流质的（比如水）、稀薄的（比如牛奶）、黏稠的（比如蜜糖）、布丁状的。很多家长反映，孩子喝奶时没问题，喝水的时候就会出现呛咳，这就是由于液体黏稠度对吞咽功能的影响。因为水和牛奶在口腔内和咽喉部的流速是不一样的，牛奶流动得会慢一些，咽喉部在吞咽之前有更多的时间来协调，所以发生误吸的概率比较低。相反，水的流速快，流到咽喉部时，肌肉还未协调好就启动了吞咽程序，所以水很容易冲到气道里，进而出现误吸和呛咳。

改变液体质地的方法

当孩子口腔控制流质或稀薄液体存在困难时，可以采用将液体增稠的方法，减慢液体在咽喉部的流速，争取更多时间来协调口腔和咽喉部的肌肉，进而降低误吸风险。

液体增稠可以利用增稠剂，增稠剂大多是淀粉制剂，使用很方便，根据建议用量加进液体里，然后搅拌均匀即可。必要时家长可以用淀粉自制增稠剂，方法也很简单，如同炒菜时勾芡一样，原理是利用淀粉增加汤汁的黏稠度。制作时取适量淀粉加入清水，搅拌均匀成为淀粉糊，锅内烧水，待水烧开时倒入淀粉糊，搅拌均匀，沸腾即可熄火。家长可以一次制作大量增稠剂备用，但是要注意保存方法。除了上述增稠剂，家长也可以考虑使用其他替代物，例如，将黏稠的水果泥、米汤、米糊、豆腐等加入食物中，增加液体的黏稠度。注意，由于早产儿胃肠功能尚未发育完全，故含有黄原胶的增稠剂不适合早产儿。

液体质地的调整，除了增稠，有时也会推荐稀释的液体和食物，对于吞咽无力的孩子，稀释的食物更易被吞咽。

食团大小、味道和成分的调整

有些孩子咀嚼能力不足或张口受限制，需要减少每次喂食的量，可以选小头的勺子，或者喂食的勺子不装满。相反，有些口腔感觉功能欠佳的孩子，食物量太少，他们会感觉不到食物在口腔里，所以要适当地增加每口喂食的量。

有些口腔感觉功能欠佳的孩子，感受不到普通味道的食物在口腔里，所以咀嚼和吞咽启动都会比较慢，这时候可以增加食物的味道，让他们能够意识到口腔内有食物。相反，有些孩子对食物的味道特别敏感，即使是家长觉得味道没问题的食物，他们都难以接受，这时候就要减少食物的味道，尽量选择清淡的食物。

还有一些孩子对温度比较敏感，不能耐受太冷或太热的食物，这需要家长平时多观察，了解孩子是否对温度敏感，并且调试合适的温度。相反，有些孩子对食物的敏感性较低，很难感受到口腔里普通温度的食物，此时可以考虑改变食物的温度，如把食物稍微冷藏一下再给孩子吃，这样可以增加口腔的敏感度。

有些孩子由于吞咽功能异常或感觉异常，对于食物中的碎块特别敏感，有一点块状食物都令他们难以下咽或干呕，这时就要减少食物碎块，煮糊状的食物，或者将食物切得更碎。

进食工具的调整

奶嘴和奶瓶的选择

对于吃奶的小婴儿来说，奶的性状、味道、成分很难改变，主要采取改变奶嘴或奶瓶来调整奶液的流速。市售的奶嘴有不同的制作材料、软硬度、形状、开口等，医生会根据评估发现的问题来推荐合适的奶嘴。一般来说，材质软的奶嘴适合吮吸无力的孩子，这样他们无须特别用力就可以吸到奶；材质偏硬的奶嘴吮吸起来会费力些，这样奶液流出的速度会慢些，给孩子争取到更多的时间来协调口咽部肌肉，减小误吸的风险；奶嘴头偏短的奶嘴适合口腔过度敏感的孩子，因为长的奶嘴头可能让孩子干呕；开口大的奶嘴如"X"形或"Y"形开口的奶嘴，奶液流速较快，适合吮吸无力，易于疲劳的孩子；开口小的奶嘴如小孔状开口的奶嘴，奶液流速较慢，孩子能有更多的时间协调咽喉部肌肉，减小误吸的风险。此外，市场上还有一些特制的奶嘴可以满足不同孩子的需求，如唇腭裂专用奶嘴等。

奶瓶也可以有不同的设计，例如，有些瓶身是软的，家长可以挤压瓶身以辅助进食；有的奶瓶是斜颈的，可以避免喂奶时孩子过度仰头。

杯子的选择

杯子的选择也有很大的学问，有把手的杯子方便抓握，双耳杯适合7月龄左右的孩子初学抓杯，因为这个阶段手功能刚好发展到双手的中线位运动；双手抓握成熟后，可以换单耳杯，促进双手的非对称性运动；初学者可以用有盖的杯子，防止液体外漏；抓握能力成熟以后可以换无盖的杯子；吸管杯一般到9月龄以后才开始使用，这个月龄的孩子开始慢慢学习使用吸管；还有一些杯子是倾斜的，方便手腕控制能力差的孩子使用；有一种半切口的杯子，可以防止头部后仰；鸭嘴杯子可以防止液体外泄。

勺子的选择

勺子的选择也有很多诀窍，金属勺子比较耐用，但是容易引起口腔敏感；塑胶勺子可以降低口腔敏感度，适合咬合反射比较强烈的孩子；小头的、浅的勺子更易于摄取食物；大头的、深的勺子盛饭的量比较大；平头的勺子可以降低口腔敏感性；短柄的勺子更易抓握；还有一种弯柄的勺子，适合手腕活动欠佳的孩子。医生会根据孩子存在的问题，选择适合他们的勺子。

碗、盘子的选择

碗、盘子也有一些特别的设计，如底部加了防滑垫，适合手部力量控制不好的孩子；高边的碗或盘子，更易摄取食物；部分医院会有固定碗和盘子的支架，适合一般能力较差的孩子使用。

喂食技巧的调整

针对不同的吞咽困难，可以选择特殊的喂食技巧，帮助孩子顺利进食，降低误吸风险。

多次吞咽

多次"干吞"可以帮助清除咽部残留。有些孩子一次吞咽后，咽喉部还有食物残留，这些残留的食物可能会导致误吸，此时可以让孩子再吞一次或多次，以彻底清除食物。对于能听懂指令的孩子，操作时可以直接提示他们"吞""再吞"，对于不能听懂指令的孩子，可以放个空勺子在他们嘴唇前，引导出吞咽动作，或者放空勺子在嘴里，可以自然地引导出吞咽动作。

液体和固体食物交替

利用液体帮助孩子清除口腔残留和咽部残留，同样适合吞咽后咽部有食物残留的孩子。吞咽食物后，咽部有食物残留，喝一口水，将残留物冲下去。

调整食团在口腔中的位置

有些孩子口腔运动不够灵活，食物在口腔里很难被处理和传送，家长可以在喂食过程中，尽量把食物送到舌头中间偏前的位置。

检查口腔内有无食物残留

有些孩子一次吞咽后，食物可能残留在口腔里，以两侧颊部为多。可以让孩子吞咽后张开嘴，检查有无残留食物，如果有残留食物，要采用多次吞咽的方法解决。

稳定下颌

针对下颌控制不良的孩子，喂食者可以帮助其稳定下颌，具体手法可参照本书相关内容。

调整食物供给速度

控制喂食节奏，适时停顿。家长需根据孩子咀嚼和吞咽的速度来调整喂食的速度。有时在喂食过程中，可能会发生误吸，孩子需要时间来调整，此时家长要给孩子足够的时间，等他们调整好之后再喂下一口。否则，上一口的问题还没解决，下一口的食物又来了，增加了问题的复杂性。

环境调整

注意力不集中的孩子进食时，要减少周围事物，并将注意力吸引到吃饭上，如关掉电视，减少周围人走动，让他们专心吃饭。比较敏感的孩子进食时，尽量营造轻松的环境，如播放舒缓的音乐，喂食者讲话轻柔等。食物的摆放要方便摄食，如上肢运动不灵活的孩子，可以升高桌板或降低餐椅，从而减少食物运送到嘴巴的距离。

营养干预

吞咽困难会导致进食量少、拒食等，往往会影响孩子的营养状态和生长发育。重度营养不良的孩子可以到营养科咨询。针对轻度营养不良或需要预防发生营养不良的孩子，康复医生有时也会给予一定的指导。例如，增加食物的能量、进餐次数等；推荐一些高热量奶粉，这种奶粉消化后转化的热量比普通奶粉高出很多，换奶粉后虽然孩子奶量不变，但摄入的热量却增加了。

口腔感觉刺激

有些孩子的进食问题是由感觉问题导致的，这时可以进行一些特别的口腔感觉刺激。例如，买些牙胶让孩子咬，玩具可以选择不同材质的，让孩子可以体验不同的质感；可以玩一些面部触摸游戏，在游戏中多摸他们的面颊；擦脸的时候有意多擦擦口周，或者进行适度力量的按压；刷牙是最直接的口腔刺激，牙膏、牙刷毛、牙刷背可以提供3种不同质感的刺激，对牙齿、牙龈、颊部和舌头等部位进行刺激；食物本身也可以提供不同的感觉刺激，如准备不同气味、味道、口感、颜色的食物，来增加感觉的输入。感觉刺激不要操之过急，要循序渐进。

口腔运动训练

对于一些有口腔运动功能障碍的孩子，治疗师一般会建议进行口腔运动训练，例如，诱导嘴唇、下颌、舌头等部位的运动。与成人不同，孩子很难执行指令，因此，口腔运动训练一般融合在游戏中进行。家长可以在医院观察治疗师的操作，然后在家中模仿。

插胃管、胃造瘘

插胃管，简单来说就是将专用软管通过鼻腔（有一部分是通过口腔）插入，一路通过咽喉、食管到达胃部的方法。营养液和食物可通过软管打入，一般适合短期的代偿喂养。如果长期需要，就会在胃部开孔，连接管道，然后将食物通过管道直接注入胃内，称为胃造瘘。由于吞咽困难可能导致严重后果，甚至死亡，所以，对于严重吞咽困难且不能在短期内改善的孩子，就要考虑通过插胃管或胃造瘘来维持营养供应，满足其生长发育的需求。带有胃管或胃造瘘的孩子出院时，护士会详细解释日常护理，家长要谨慎操作，若有不适，须及时就医。

孩子流口水怎么办

流口水是指唾液流出口外的现象。流口水很常见，很多孩子都有流口水的情况，但大部分在18月龄以后就停止了，少数可能持续到4岁。一般认为，4岁以上孩子仍流口水视为异常，多见于神经运动功能异常的孩子。流口水在多数情况下与吞咽困难同时出现，是吞咽困难的表现之一。

流口水也可能导致一系列健康问题。口水作为体液的一种，有其自身的功能，如润滑食物、清洁口腔、帮助食物消化、调节食道酸性等。当口水流出来后，就不能发挥口水的这些作用，进而会出现相应的问题，如口周皮肤破损、感染，龋齿，脱水，便秘，影响社交、心理发育等。

流口水的处理可以采取阶梯式的方法，康复治疗为首选，如果康复治疗无效，可以考虑药物治疗或手术治疗。此处重点讲述康复治疗的方法。

头部姿势

流口水的孩子一般建议保持头部竖直或稍微后仰的姿势，低头可能加重流口水。

口面部感觉刺激

很多流口水的孩子感受不到有口水流出来并粘在他们的下颌，所以建议增加口面部感觉刺激，如按摩、深压面颊部及口周，用不同质感的玩具刺激口周，用电动牙刷刷牙等。

口腔感觉刺激

口腔内的感觉刺激能够促进吞咽动作，可以考虑增加口腔内的味觉、温度觉刺激，如喝柠檬水、喝冰水等。

闭口训练

很多流口水的孩子，嘴巴都闭不严。口唇闭合训练时，可以放玩具在

Part 5 难以下咽：儿童吞咽困难的家庭康复

孩子嘴里，让他们咬住，家长可以把玩具向外拉，诱导孩子更用力咬住。

嘴唇闭合训练

道理同上，训练时让孩子用双唇夹住玩具，玩具最好是扁的，如雪糕棍、压舌板等。

行为训练

重点训练吞口水、擦口水。有些孩子感觉不到流口水，家长可以拉他们到镜子前，让他们看到自己流口水了。利用镜子提供视觉反馈，并指着口水告诉他们："你看，流口水了，口水在下巴上会有湿湿的感觉。把口水擦干，下巴就干爽了。"慢慢地，孩子会将下巴湿与流口水之间建立联系，再次感到下巴湿的时候，就会想到擦口水。

如果口水没有超过嘴唇，就提醒他们吞口水；如果口水流过下唇线，就提醒他们擦口水。如果孩子能在提示下做到，或者主动做到吞口水、擦口水，要给予赞扬；如果做不到，也不要批评，要多鼓励。

携带口水巾或戴护腕

口水巾可以及时吸走口水，保护下巴和前胸的皮肤。孩子最好随身携带小方巾，或者可以戴个护腕，方便擦口水。

保护下颌皮肤

擦口水时要小心，用轻蘸的方式或垂直按压的方式，避免摩擦动作。如果探拭不当，很容易导致湿润的皮肤破损。

特殊的小帽子

有些孩子玩耍起来过于兴奋，或者注意力特别集中的时候，会忘记吞口水，流口水会增加。可以给他们戴有弹性帽带的帽子，通过帽带的弹性，帮助他们闭口。

多饮水

流口水的孩子要多饮水。因为口水也是体液的一部分，流口水会导致体液的流失，所以要多补充水分。

检查牙齿

如果流口水是由于牙齿排列不好，导致嘴巴不能闭严，建议到口腔科寻求矫正。

其他医疗方法

如果以上方法都试过，仍不能解决流口水的问题，可以考虑药物治疗。一般选用可以减少唾液分泌的药物，或者手术摘除唾液腺。近年来，也有将肉毒毒素注射到唾液腺的治疗方法。

孩子咀嚼无力怎么办

调整食物

逐渐调整食物质地和大小，逐渐增加咀嚼的难度，让孩子慢慢训练咀嚼功能。当食物过大时，孩子可能难以咽下，可以帮孩子把食物切小，在孩子咀嚼能力允许的情况下，教会孩子把食物咬成小块。

通过提供多种不同质地、大小、味道的食物，让孩子学会处理不同的食物，并且激发其进食兴趣。在进食过程中，家长可以做出咀嚼和吞咽的动作，让孩子模仿。

训练咀嚼肌群、舌肌

使用磨牙饼干、水果条等训练孩子的咀嚼能力。训练孩子舌头横向活动，有助于把食物送到两边磨牙处，例如把果酱点在孩子嘴角，让孩子用舌头去舔。当孩子咀嚼能力较好时，尝试吃鸡腿、排骨等，但必须在家长的监督下进行。

孩子吃东西呛咳、窒息怎么办

呛咳是吞咽困难或误吸的最主要表现，医务人员比较警惕这一信号，但很多家长并不以为意。

单次的进食呛咳，没有什么好的处理方法，就是等孩子咳完。咳嗽反射是人体的一道保护屏障，利用咳嗽可以将进入气道的异物排出来。从某种程度上来说，咳嗽是孩子的保护机制在起作用。所以，误吸时有异物进入气道，如果他们能被咳出来就好了。很多人会在孩子正咳嗽的时候拍背，这其实是不可取的方法，因为拍背的动作有可能让异物掉得更深。

频繁地呛咳就要引起家长注意了，如果合并有其他表现，那很可能就是吞咽困难，要及时就医。通过评估以后，医生会出具一份综合治疗方案，然后家长照做即可。但治疗吞咽困难是个持久战，有些方法虽然能立马见效，仍需长期坚持，如饮水呛咳的孩子，可能加了凝固粉立马不呛咳了，但每次饮水都需要加凝固粉。有些治疗不能立竿见影，同样需要坚持才能见效，如一些感觉障碍问题，做感觉刺激治疗不会立刻见效，家长须持之以恒，要相信医生的专业判断，也要对自己有信心，不要轻易放弃。

如前所述，误吸的所有后果中，窒息是最危急的。发现窒息后，先评估孩子的状况，可以询问他们是否呛到了，如果还能答话，说明气道没有完全封闭，鼓励继续咳嗽，争取把异物排出。如果说不出话，同时表现为呼吸困难、口唇发青、表情痛苦，则表明气道阻塞严重，需要马上抢救。抢救前先打120，然后同时开始抢救。

3 岁以下的孩子抢救手法

背部拍击

让孩子俯卧在施救者的前臂上，用大腿承托前臂。手的虎口位置扶住孩子下颌，使孩子头部向下，头低臀高。施救者用另一手掌跟部连续拍击孩子的肩胛骨中间 5 次。

胸部按压

如果以上抢救不成功，施救者将孩子翻转身，维持头低臀高，用食指和中指在孩子胸上快速推压 5 次。

拍击和按压交替

反复使用背部拍击及胸部按压方法，直至孩子吐出阻塞物。

心肺复苏

若孩子转为昏迷，接受过训练的施救者应施行心肺复苏，并快速送入医院。

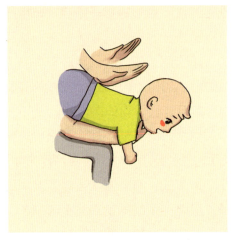
背部拍击

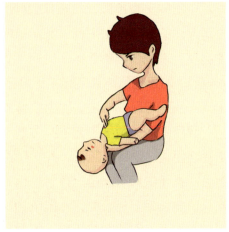
胸部按压

大孩子及成人的急救

姿势准备

施救者站在被救者背后，用两手臂环绕被救者的腰部，然后一手握拳，虎口向内，将拳头放在被救者上腹部正中，再用另一手抓住该拳头。

腹部冲击

施救者快速向上压迫被救者的腹部，重复以上手法，直至异物排出。

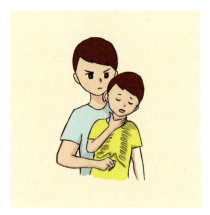
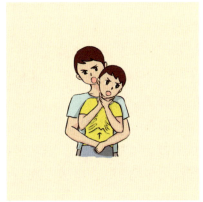

大孩子及成人的窒息急救

心肺复苏

若被救者转为昏迷，接受过训练的施救者应施行心肺复苏，并快速送入医院。

需要强调的是，急救方法只看书是不容易掌握的，可以参加培训班，或在模型上练习操作，掌握具体的急救方法。

孩子反流、吐奶怎么办

很多孩子在小时候都有吐奶的情况，偶尔发生或持续时间短，不会有太大的影响。但如果发生频率高，持续时间长，胃酸导致食道受损，出现炎症，就称为胃-食管反流。

胃-食管反流的孩子可能表现为频繁呕吐，床单或睡衣上残留有呕吐的污渍，呼吸中带有酸味，口腔糜烂、流口水，反复用力吞咽，烦躁，进食中或进食后头颈部用力向后仰，进食量少、拒绝进食，体重不增，入睡困难、睡眠不安等。

如果是胃-食管反流，需要看医生、服用药物等，但同时可能需要康复医生给予一些喂养方面的建议。常见的家庭处理：①将床的床头抬高，或者床脚降低，调整后床尾与地面约为30°，可以在孩子的床头垫些木块，在床垫下加楔形垫，注意不要用枕头，床上放置枕头会增加孩子猝死的风险。②在进食之前换尿片，避免饱食后更换，换尿片时可以将孩子靠在枕头上，保持25°~30°的半坐位。③研究发现，左侧卧位可能对减轻反流有帮助。④进食后保持坐位或半坐位30分钟。⑤避免过饱，少食多餐，在喂奶过程中孩子松开奶嘴或扭头时，就不要再喂了。⑥避免腹部加压，避免衣服或尿片包裹太紧。⑦选择合适尺寸的奶嘴，避免喝奶时吸入太多空气。

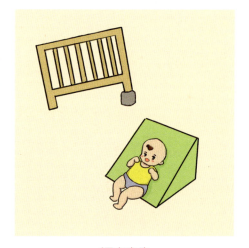

调高床头

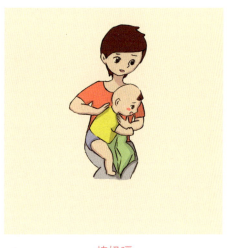

拍奶嗝

⑧在喂奶过程中和喂奶后，帮孩子拍奶嗝，抱孩子坐在大腿上，一手扶下颌、前胸，一手轻拍孩子背部，直到有嗝打出来。

吞咽困难最后会怎么样

吞咽困难的范围比较广，所以治疗效果也很难一概而论。一般来说，在没有合并其他疾病、偶尔发生、持续时间短、症状轻、早期就诊、评估和治疗方案得当、家长按照医生的指导来操作的情况下，治疗效果比较好。

（编者：靳晓坤　曾佩珊　赵伊婷　郑玉蔼　陈思露；审稿：徐开寿）

Part 6

天真"无斜":儿童斜颈、斜头的家庭康复

1 原来这就是斜颈、斜头

2 怎样判断斜颈、斜头的严重程度

3 怎样对斜颈和斜头进行家庭康复

1 原来这就是斜颈、斜头

斜颈、斜头是什么？有哪些临床表现

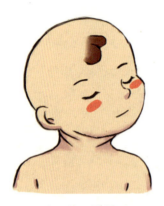

先天性肌性斜颈

斜颈一般指先天性肌性斜颈，是一种良性的骨关节肌肉畸形常见病，俗称"歪脖子"。先天性肌性斜颈是由于一侧胸锁乳突肌（连接头部与躯干的一条肌肉）的增厚或紧张缩短导致的。斜颈最主要的临床表现是孩子在出生后即出现头部向一侧倾斜（通常是胸锁乳突肌较紧张的那一侧），下巴转向另一侧的异常姿势，而且孩子可能不能随意转动脖子或转动的幅度减少。仔细观察孩子脸部时，还可能会发现孩子有大小脸、大小眼，一般会在脖子歪斜侧出现脸小、眼小，甚至会出现两侧耳朵不对称等现象。

斜头是颅骨形状异常中最常见的一种，也是家长所说的"睡歪头"或"睡偏头"，在婴幼儿中的发病率为20%，男孩较女孩更为多见。斜头最突出的临床表现是从孩子的头顶往下看，可以观察到一侧枕部凸出，这侧的额部平坦，而另一侧枕部扁平，这侧的额部凸出，因此看起来就像一个平行四边形，偏斜较为严重的孩子还可观察到他们两侧耳朵前后不对称；其次是从正面看，可以观察到孩子眼睛大小不一，大小脸，一侧额头、面部较另一侧凸出。

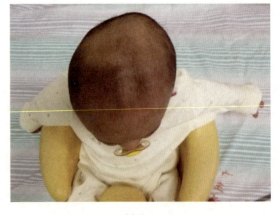

斜头

Part 6 天真无"斜"：儿童斜颈、斜头的家庭康复

斜颈、斜头有什么关系

斜颈合并斜头的概率高达80%~90%，因为斜颈会导致颈部关节活动度受限，使孩子头部长期向一侧着床导致斜头。且斜头可能会导致运动发育迟缓、认知障碍、感觉运动失调等发育障碍，因此斜颈、斜头都需要尽早干预。

有类似表现的其他疾病吗

在临床上，骨性斜颈、眼性斜颈、婴儿良性阵发性斜颈等均会导致"歪脖子"的出现。而除了斜头外，短头、舟状头也是临床常见的异常头型，部分孩子的头颅形态异常可能与颅缝早闭有关。因此，当孩子出现斜颈、斜头时，家长应去正规医院康复科寻求医生的专业意见，不应道听途说，盲目地进行自我诊断或治疗。

斜头、斜颈有哪些危害

长期的脖子歪向一侧，首先可能会影响孩子颈部肌肉和骨骼的发育，甚至后期出现肌肉的进一步缩短和颈椎发育不良；其次是由于斜颈使孩子头部长期在一侧着床，斜颈孩子往往都会随之出现斜头，导致孩子两侧颜面部发育不对称，出现大小脸、大小眼、两侧耳朵不在同一水平面上，影响颜值，甚至可能会出现继发性斜视。如果长期忽略治疗，可能进一步导致孩子出现躯干和双重肢体发育的不对称，如脊柱侧弯、双手功能差异等，进而导致明显的外观不良；随着年龄的增长，甚至会因为外观问题而受到其他小朋友的欺负，加重孩子在成长过程中的心理负担，严重阻碍孩子身心的健康发育。另外，由于斜颈属于肌肉骨骼系统疾病，斜颈孩子还可能合并其他肌肉骨骼问题，如先天性髋关节发育不良、颈椎发育异常等。因此，斜颈需要早期诊断，早期治疗。

斜头的危害其实和斜颈相似，如果早期不进行矫正，将会导致一系列的后遗症：由于长期颅骨受压不均匀导致两侧颜面部不对称；斜头孩子老是喜欢看向一侧，影响另一侧的功能发育，还有可能出现不容易向枕部凸

出的一侧翻身等；不良的外观容貌还会增加孩子在成长过程中的心理负面影响。除造成外表不佳、产生自卑情绪外，因头面部代偿性生长所造成的头颅形态不对称会使眼眶受到牵扯，并随头颅形态的变化而产生形变，同时还会令眼外肌和神经受到牵拉，使视觉和前庭系统受到损伤，从而造成感觉运动失调。

怎样判断斜颈、斜头的严重程度

父母是最早发现孩子姿势不对称的人，也是最容易早期在家庭开展康复治疗的人。因此，美国儿科学会就建议儿童保健医生指导父母进行斜颈、斜头的早期筛查，如检查孩子在出生后1周时是否出现"歪脖子"，1个月时是否出现"头形不好看"。

怎样的斜颈算是比较严重的

斜颈是否严重与其临床表现的轻重有很大关系。斜颈的临床表现可归纳为以下三种：①肿块型肌性斜颈，如果在孩子一侧颈部即胸锁乳突肌处触及包块的话，那可能是肿块型的肌性斜颈，肿块早期表现为椭圆形或梭形，质地硬，多位在胸锁乳突肌的中下段，肿块表面皮肤正常，表面不红，皮温不高，无压痛，肿块随胸锁乳突肌移动，在一定时期内会逐渐增长，出生后3周肿块明显，出生后1个月达到最大，后期多数肿块可逐渐消失，但会出现肌肉的增粗、增厚，最后形成纤维性挛缩的条索，在家长看来，就像孩子脖子上长了个"肉团"。②肌紧张型肌性斜颈，有时候家长在孩子脖子上摸不到肿块，而是能摸到一条很粗、很硬的东西，这是因为家长所触及的是短缩、紧张的胸锁乳突肌，这部分孩子的表现与肿块型肌性斜颈孩子相类似，即出现"歪脖子"、不能灵活转动颈部，区别在于不会在颈部摸到肿块。③姿势性斜颈，家长发现孩子可以自由转动脖子，脖子肌肉也比较柔软，这种情况的孩子可能属于肌性斜颈中的第三种类型，也是严重程度最轻的姿势性斜颈，这类孩子仅有头部歪斜的表现，但无胸锁乳

Part 6 天真无"斜":儿童斜颈、斜头的家庭康复

突肌肿块、肌紧张及颈部活动受限的情况。

一般而言,诊断越早、治疗越早,斜颈治疗的效果越好;颈部旋转受限越小,治疗效果越好;姿势性斜颈与肌紧张型、肿块型肌性斜颈相比,治疗效果较好。

此外,在临床上我们还可以通过观察法、被动活动颈部、检查颈部双侧肌肉力量与肌肉厚度等方法来评估斜颈的严重程度。

首先是观察孩子的头部偏斜姿势,检查时将孩子放置于自然状态下的仰卧位,注意不要帮助孩子矫正歪头姿势,在孩子中线位置使用玩具吸引孩子的视觉注意力,同时观察孩子头部中轴线与躯干中轴线之间的夹角,这个夹角就是孩子的头部偏斜角度。在这个过程中需要使用特制量角器测量具体角度。

其次是记录孩子颈部被动活动,颈部被动活动范围包括颈部的侧屈和旋转,一般正常值分别是颈部侧屈70°,旋转90°。检查时需要测量颈部两侧的被动活动范围,以此比较两侧的差异。测量时,将孩子自然仰卧在检查床上,家长在旁边用手固定孩子肩部,检查者站在孩子的头顶上方扶持孩子的头部,分别帮助孩子的头部向左右两侧偏斜和旋转,以此来测量颈部侧屈和旋转的活动范围。

第三是检查颈部双侧肌肉的力量。一般而言,颈部两侧的肌肉力量应该是均衡的,但斜颈孩子由于一侧胸锁乳突肌挛缩变短,因此往往这侧颈部的肌肉力量过强,另一侧颈部的肌肉力量相对较弱。检查时检查者站立在镜前,扶抱孩子于胸前,先将孩子竖直位背靠评估者而面向镜子,再把孩子从竖直位缓慢倾斜至水平位,在镜中观察孩子头部中轴线与水平线的关系。孩子头部中轴线低于水平线为0分,平行于水平线为1分,略高于水平线为2分,明显高于水平线但在水平线与45°之间为3分,在45°~90°为4分,头部中轴线与水平线呈90°为5分。要求孩子必须维持头部在某个位置达5秒以上,才能得到相应的分数。左右两侧均进行

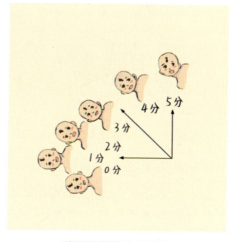

孩子颈部肌肉的检查

检查,以此判断斜颈孩子颈部两侧肌肉力量间的差异。这个检查最好在孩子有一定竖头能力时进行会更准确。

最后是应用超声检查两侧胸锁乳突肌的肌肉厚度。超声检查是斜颈早期诊断和随访的重要方法之一。临床一般建议使用双侧胸锁乳突肌的肌肉厚度比值来评价斜颈孩子的病情与疗效。这个比值越接近1,表示两侧肌肉的发育越对称。

怎样的斜头算是比较严重的

跟斜颈类似,临床上我们亦按照孩子颅骨变形的程度将斜头分成了5个级别,以此判断孩子斜头的严重程度,并确定相应的治疗措施,级别越高表示斜头越严重。分级中1级是最轻的,一般不需要治疗;2级属于轻度斜头,这一类孩子需要进行睡姿调整,避免长期保持一种睡觉姿势,并需要临床监测,动态观察斜头的发展趋势;3级、4级属于中度斜头,5级属于重度斜头,中、重度斜头都需要尽早进行临床干预,避免外观不良、发育障碍等一系列的并发症。

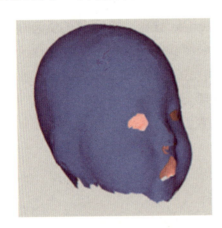
a. 头颅形状的三维图像

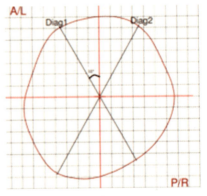
b. 水平面截图

头颅形状三维扫描

评估斜头首先应该用目测法,从各个角度观察孩子的颅骨形状,在正面观察两边脸部、眼睛大小是否一样、是否在同一水平面上,鼻子、嘴巴有无歪斜、不对称;从侧面观察颅顶有无增高,额头有无凸出;从头顶往下观察两侧耳朵是否在同一水平面上,额部、枕部有无一侧凸出、一侧扁平的情况。

其次是通过头颅形状三维扫描,利用非接触式激光扫描数据接收系统,构建头颅三维模型,最后利用电脑系统对头颅形状进行测量并分析,能够准确、可靠地评估斜头的严重程度,帮助专业康复人士直观地了解孩子的头颅形态,继而进行精确的矫形治疗。

怎样对斜颈和斜头进行家庭康复

为了帮助斜颈和斜头的孩子恢复健康,家庭康复是最重要的一环,只有家长积极参与孩子的治疗与随访追踪,孩子的康复才能事半功倍。

斜颈、斜头的家庭康复

斜颈孩子若能在早期诊断,并能在出生后 3 个月内进行系统的康复治疗,约 90% 的斜颈孩子能够恢复。治疗手段包括牵伸治疗、电刺激、肌力训练、功能性贴扎及矫形器等。有研究表明,斜颈孩子 1 岁前采用牵伸治疗效果显著,并认为牵伸治疗可以降低后期外科手术介入的概率。此外,美国物理治疗师协会儿科分会也于 2013 年提出,牵伸治疗应该被作为斜颈孩子的早期首选干预手段之一。以治疗左侧斜颈的孩子为例,牵伸时,斜颈孩子自然仰卧于检查床上,一人在侧方固定孩子肩部,一人在孩子头部上方扶持孩子头部并使头部略伸出床沿外,先使孩子颈部轻度前屈,再使孩子头部往右侧肩膀侧偏,再使孩子的头部转向左侧。每次牵伸尽量达到关节活动末端。但需要注意的是,旋转牵伸角度应小于或等于 90°,避免压迫孩子的颈动脉窦造成缺氧。由于斜颈的牵伸部位涉及生命中枢,因此,不建议家长盲目在家进行治疗,而应到正规医院康复科就诊,在治疗师的指导下循序渐进地开展家庭牵伸治疗。有研究提示,若每天牵伸的次数能达到 100~150 次,可以明显改善肌肉紧张及关节活动范围受限,但在医院治疗一般难以达到这个牵伸数量。因此,一般建议采用医院和家庭结合的康复模式,这样更有利于斜颈孩子的康复。

除了牵伸治疗,斜颈孩子家长还需要锻炼孩子的颈部肌肉,帮助平衡颈部两侧的肌肉力量,让孩子的头部可以更好地在中立位竖直。训练时可以通过以下方式:①喂养时应该尽可能让孩子头部偏斜的一侧向下进行哺乳;②竖抱时多让孩子头部偏斜的一侧脸部贴近家长脸部;③睡觉时尽可能使孩子头部维持在中间位置或向头部偏斜的一侧上方旋转的姿势。这些方法都可以起到被动牵伸头部偏斜一侧颈部肌群的作用。另一方面,无论孩子在仰卧位、俯卧位、坐位,都要多在孩子头部偏斜的一侧与其玩耍,使用玩具、彩色图片等孩子感兴趣的物品吸引其注意力,诱导孩子主动把脸向该侧旋转,从而引导孩子主动牵伸患侧胸锁乳突肌。平时还要多让孩子保持俯卧位玩耍,吸引孩子主动抬头,以此来让孩子颈部两侧的肌肉能对称性活动。当孩子有一定的竖头能力时,可以在竖直位扶抱孩子,把孩子头部偏斜的一侧向下,诱导孩子另一侧的肌肉发力把头抬高,以此来提高该侧的肌肉力量,进而平衡颈部两侧的肌肉力量。若孩子在进行功能性活动,即坐着玩耍、站立、步行时颈部的偏斜幅度小于5°,且颈部活动幅度左右两侧一样,则可视为斜颈已达临床治愈标准,可考虑结束治疗。当然,是否可以结束治疗亦是需要到医院,通过专业的康复评估才能确定。

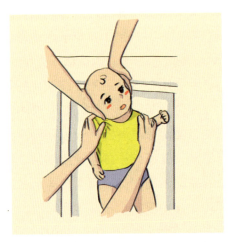 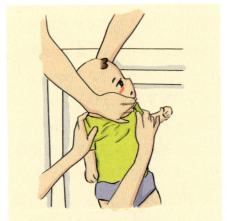

a. 头部向右侧肩膀侧偏   b. 头部向左侧旋转

左侧斜颈孩子患侧胸锁乳突肌牵伸方法

另外,使用颈围或功能性贴布等,也是改善斜颈孩子症状的有效方法。颈围可以对孩子的患侧胸锁乳突肌和斜方肌进行一个持续的牵伸。而功能性贴布是一种特殊的贴布，利用贴布的拉力起改善颈部偏斜的作用，贴在头部偏斜的一侧颈部的主要作用是放松紧张的肌肉，贴在另一侧颈部则是促进该侧肌肉收缩和活动，以抵抗对侧的紧张，帮助孩子头部持续位于正中位置。功能性贴布的使用需要专业的医学解剖知识以及专业的粘贴方法，使用错误可能对治疗起到负面影响，因此建议家长在正规医院康复治疗师的指导下使用。

斜头孩子的家庭康复根据不同的年龄有不同的康复原则。小于3月龄的斜头孩子还可以通过睡姿调整，即让孩子多睡颅骨突出的那一侧，使颅骨突出的部位较多地受压，从而起到"矫正"的效果。同时还要增加孩子的俯卧位玩耍时间，加强孩子的颈部力量，帮助孩子更加灵活地转动头部，避免长期固定的睡姿。而大于3月龄的斜头孩子，由于拥有更多的自主活动头部能力，睡姿矫正法的作用逐渐变小，因此应该减少孩子仰卧位的时间，多让孩子在清醒时于俯卧位或坐位玩耍，避免头部继续受压，必要时使用孩子颅骨矫形器进行更精准的矫形。一般来说，4~12月龄是应用颅骨矫形器的最佳时间。颅骨矫形器能较好地矫正孩子的异常头形，而且佩戴颅骨矫形器并不会影响颅骨的发育。矫形器的作用原理是让孩子头部所有突出的部位与矫形器内壁接触而限制这些部位的生长，并预留空间让头部扁平部位生长，从而提高头形的对称性，且不会影响孩子的正常活动。颅骨矫形器一般需要佩戴3~6个月，每2~4周评估一次，根据孩子颅骨的生长情况对矫形器进行调整。如果孩子需要使用颅骨矫形器，家庭护理很重要，家长要注意给孩子增减衣物，避免孩子出汗过多。每天做好矫形器内部的清洁工作，减少皮疹的发生。最重要的是定期复查评估，配合治疗师做好颅骨矫形器的调整工作。

发现斜颈、斜头应该怎么做

当孩子出生后，家长如果发现孩子"歪脖子"、头喜欢侧向一边睡觉、头形不好看，可以先观察外观，看看孩子头形是否有斜头表现，摸摸孩子一侧颈部是否有包块，孩子左右转头的范围是否一样。如果孩子的表现与上述的斜颈、斜头表现很类似，家长应该立即带孩子去正规医院做检查，确认孩子是否患有先天性肌性斜颈或斜头。家长应该积极配合医生完成相应的临床检查及必要的影像学检查等，以排除可以导致斜颈、斜头的其他疾病。

当孩子被确诊为先天性肌性斜颈或斜头后，家长应该遵循康复医生的治疗计划，在医生、治疗师的指导下学会帮助孩子进行康复，并将康复训练融入孩子的日常生活中，如睡姿、抱姿、玩耍等姿势的调整，以增加孩子每天的治疗时间。如果斜颈孩子有条件在医院进行康复治疗，还可配合理疗，如低频脉冲电刺激、音频治疗等，以期缩短孩子的治疗周期。最重要的是，要根据康复医生的建议，定期复查，及时调整康复计划，追踪孩子的康复进程。斜颈孩子达到临床治愈水平后，家长也应继续定期复查至孩子一岁半，防止斜颈复发。佩戴颅骨矫形器的斜头孩子更要注意每2~4周复查一次，追踪头形的变化情况以及调整矫形器。

（编者：郑韵；审稿：徐开寿　何　璐）

Part 7

临"危"不惧：高危儿的家庭康复

1 关于高危儿，你知道多少

2 高危儿有哪些表现

3 怎样对高危儿进行家庭康复

4 高危儿能治好吗

关于高危儿，你知道多少

什么是高危儿

高危儿是指在胎儿期、分娩时、新生儿期受到各种高危因素的影响，从而影响孩子身心发育，尤其是孩子的脑部发育，日后可能出现发育障碍（运动障碍、智力低下、语言障碍、癫痫、多动、学习困难、自闭、行为异常等症状）的新生儿。高危儿所遭受的高危因素对其可能产生或已经产生不同程度的损害，最终导致孩子发育异常。高危儿并不是一种疾病诊断或综合征，而是泛指一个存在生长发育、机体功能障碍、语言认知发育障碍等潜在风险的特殊群体。部分高危儿在早期已经存在明确的损害，如缺氧缺血性脑病、颅内出血、胆红素脑病等，这部分高危儿需要及时治疗；但是大部分高危儿在早期并未出现疾病的表现，需要进行长期、系统的监测和发育评估，做到早发现、早诊断、早干预，以减少或避免功能障碍的发生。

 ## 高危儿有哪些表现

高危儿的常见表现

由于一个或者多个高危因素的影响，高危儿出生后基本都需要住院治疗，甚至需要在新生儿重症监护室（NICU）治疗一段时间。此时的高危儿可能存在呼吸停顿或急促，皮肤苍白或通红，无力进食或进食后发生呛咳，躯干肢体自主活动不协调，易感染等问题。

当生命体征稳定后，高危儿则离开病房，回归家庭。但随着年龄的增长，高危儿还可能出现各种各样的异常表现或发育迟缓，如体格发育迟缓、运动发育迟缓、智力迟缓、语言迟缓、吞咽和进食障碍等，因此常常需要定期回医院复查随访。

如何早期发现高危儿的发育迟缓

目前国内不少医院已针对高危儿开展了随访门诊，以跟踪随访高危儿的早期发展，实现早发现、早诊断、早干预，因而建议早期有高危因素的孩子都进行定期随访。作为孩子的照顾者，家长其实是最了解孩子表现的人，并且医生也需要根据家长们对孩子在日常生活中的表现来综合判断孩子的情况。表7-1简单描述了一般不同月龄孩子的正常表现，家长们可以参考并对比自家孩子的情况，从而在家中早期发现孩子是否出现发育迟缓。

表 7-1 不同月龄孩子的正常表现

月龄	正常表现
3	视、听、触觉等感知觉发育良好。听到声音会转头，看东西会追视，视听交流良好；头部有一定的控制能力，可俯卧抬头90°，头竖立良好，支撑及踏步反射存在，会发元音，可笑出声
4~6	能翻身，头竖立良好，俯卧抬头90°以上，可抬胸，会主动伸出手够取眼前的物体，双手会配合，可靠着坐，会听自己的名字，能发"a、o、e"等简单元音
7~9	能独自坐稳，会匍匐爬行。双手会摆弄玩具，如用玩具对敲、传手，会用手指捏取小玩具，部分孩子能听懂简单的指令，能无意识地发"爸爸、妈妈、大大"等音。懂得"不"的含义，会看家长的脸色
10~12	能拉物站起，扶物蹲下再站起，可扶物迈步，部分孩子能独自站立，双手的动作更精细，拇指和食指会对捏，懂得有目的地投放物品。部分孩子会有意识地叫"爸爸、妈妈"，会指认常见的人与物，能执行简单的指令

如果孩子落后于相应年龄的正常表现，家长应引起重视，尽快到正规医院康复科就诊，尽早明确问题所在。

3 怎样对高危儿进行家庭康复

孩子是每个家庭的未来,如果孩子为高危儿,家长一方面要重视随访,要定期到孩子出生的医院进行相关检查评估,以追踪孩子的生长发育情况,做到早发现、早治疗;另一方面,家长要摆正自己的心态,积极参与孩子的治疗,重视家庭康复。

婴儿的神经系统处于迅速生长发育的阶段,未成熟的大脑和神经系统在结构和功能上都有很强的适应和重组能力,其可塑性和代偿能力很强,因此,早期康复能促进神经细胞的发育,有利于受损伤的大脑功能的恢复,可得到最佳的康复效果。孩子是一个不断发展的个体,身体各个器官、骨骼、神经系统都处于发育阶段,当部分功能发生障碍时,整体的功能会重新整合,在一定程度上代偿了发生障碍的功能,使其发挥最大的潜能。因此,在高危儿生长发育的关键期开展康复,调动他们自身的主观能动性,发挥自身的潜在能力,补偿自身的功能缺陷,可以使高危儿得到最大程度的适应性发展,把继发性损害的影响程度尽量降低,取得良好的康复效果。

高危儿怎么喂养

高危儿进食时容易发生呛咳、食物常从口中漏出、头颈总是前后左右摆动,还会出现吸吮和进食困难,从而影响体格发育。正确的喂养方式需要先摆放好姿势,孩子常采取半坐位,髋、膝屈曲,上身斜靠在家长胸前和前臂上,头微微前屈,两足放在家长大腿上,再行喂食,不能吸吮的孩子可以用小匙喂食。较大的孩子可让其坐在墙角,利用墙壁给予孩子一定的支持,维持其较好的坐位,再行喂食。坐位功能较差的孩子也可以使用坐姿纠正椅让孩子坐得更好。

维生素 D 可以促进钙、磷的吸收和利用,预防佝偻病,同时还能增强肌肉力量、提高抵抗力,预防孩子呼吸系统疾病的发生,减少自身免疫性疾病和心血管疾病的发生。维生素 A 也是人体不可缺少的维生素,它在视杆细胞、视蛋白、视紫红质和视青紫质的合成中起着重要作用,还可以促进骨骼和牙齿发育。因此,无论是健康孩子还是高危儿,除鼓励户外活动外,均需要额外补充维生素 A 和维生素 D 制剂。推荐的预防剂量:每日维生素 A 为 1000~1300 国际单位,维生素 D 为 400~500 国际单位。

若高危儿合并急性感染、先天性心脏病、HIV 感染、乙型肝炎病毒感染,家长应该与医院密切配合,积极治疗,细心喂养,为以后的治疗打好基础。

高危儿怎么抱

高危儿由于疾病的影响,可能出现肌张力过高或过低,应该根据高危儿的不同表现采取不同的抱法,以促进高危儿头部、腰背的控制能力,纠正异常姿势。

对于肌张力增高(表现为肢体较僵硬)的高危儿,扶抱时可以让孩子坐或卧于床上,双腿分开,先把孩子蜷起来,呈屈髋屈膝状态。然后把孩子抱起来,与家长面对面,放在家长胸腹前,孩子的双腿分别放于家长身体两侧,让孩子的双手抱住家长的颈或肩,孩子的头可以枕在家长肩上,也可以与家长面对面。这种抱法的关键在于把孩子的双腿分开,使髋、膝关节屈曲,这样可以抑制孩子的角弓反张、非对称姿势、双下肢过度伸展和交叉以及尖足等异常姿势。

对于肌张力低下(表现为肢体较软、无力)或出现很多不随意动作(表现为无目的的动作增多)的高危儿,可以让孩子俯卧于床上,家长左手伸在孩子的腹下将其从床上抱起,同时右手从孩子的腘窝处把孩子的双腿压向其腹部,使孩子呈屈髋屈膝状态,然后将其抱向家长胸前,使孩子的头、背靠在家长胸前,双手放在身体前方中线处。家长利用下巴、上臂或肩部来控制孩子的头部,使头部处于中间位置,且略向前倾。这种抱法的关键在于孩子的双手、双腿尽量并拢,屈髋屈膝,双腿尽量压向腹部,头颈、躯干略向前倾,可以缩窄支撑面积,提高孩子的抗重力动作能力,抑制孩子的不随意动作,并促进头颈部的稳定。

高危儿怎么穿衣服

衣着要舒适，不能过松或过紧，过于宽松的衣服保暖性差，而过紧的衣物如衣袖、裤管过小，则会限制手脚活动，不利于肢体的主动活动，不能达到控制肌张力的目的。冬季在保证保暖的前提下，可以考虑尽量减少衣服。

高危儿怎么睡

如果孩子在仰卧位时头部很难处于中线位置，常倾向一侧，可能使其头部变形，脊柱弯曲，此时可以考虑使用侧卧位睡姿进行调整，注意左右两侧的对称性，可以让孩子抱着圆柱枕睡觉，把孩子的双腿分开。对于头部背屈、四肢强直的孩子，可使其仰卧于吊床上，利用吊床使孩子维持屈曲姿势。

高危儿怎么玩

家长可以在孩子1~2个月时经常按摩他们的双手，促进抓握反射。将小棒放入孩子的手心，孩子会马上抓住小棒，家长用手握住孩子的手，帮助孩子坚持握紧的动作，也可以让孩子学习抓握家长的手指。让孩子用手抓握毛线、橡皮或皮手套，还可使孩子触摸不同质地的玩具，以促进感知觉的发育。此时孩子可能喜欢自己的手胜过有声有色的玩具，看到自己的手，孩子会倍感亲切。

3月龄的孩子双手能在胸前互握玩耍，为了给孩子更多够物、抓物的机会，可以在他们看得见的地方悬吊有声玩具，扶着他们的手去够取、抓握、拍打。悬吊玩具可以是小气球、吹气娃娃、小动物玩具、小灯笼、彩色手套、袜子等，形状、颜色、质地应多样化，以便进行手部触觉训练。每日数次，每次1~3分钟。

4个月时家长可以将玩具悬吊，让孩子够取眼前用绳子系着的晃动的玩具，可以先让孩子用手摸玩具，接着把玩具推远，引导孩子再伸手，接着又把玩具晃动到更远处。引导孩子经过多次努力终于用两只手一前一后

Part 7 临"危"不惧：高危儿的家庭康复

将它抱住，并通过声音的刺激，如"啊，我抓住了，真开心"，此时孩子可能兴奋得咯咯大笑。但一般要到5月龄时孩子才能用单手准确够取前方的物品。家长也可以把孩子抱至桌前，桌上放几种不同的玩具，让其练习抓握。每次练习3~5分钟。玩具应经常变换，可以从大到小，反复练习。或者一人抱着孩子，另一人在离孩子1米处用玩具逗引孩子，观察孩子是否注意玩具，然后逐渐缩短孩子与玩具间的距离，让孩子一伸手即可触到玩具。如果孩子不会主动伸手接近玩具，可引导孩子用手去抓握玩具，去触摸、摆弄玩具。

5个月时应多引导孩子伸手抓握，家长将孩子抱成坐位，面前放一些彩色小气球等物品，物品可从大到小。开始训练时，物品放置于孩子伸手即可抓到的地方，慢慢移至远一点的地方，让他们伸手抓握，再给第二个让他们抓握。引导孩子把物品从一只手传到另一只手。还可以把一些有声的、易于抓握的玩具放在孩子面前，吸引孩子的注意力，再引导孩子伸手去抓握玩具，并在手中摆弄。除继续训练孩子敲和摇的动作外，再训练推、捡等动作。

6个月时可以让孩子开始练习够取小物体。物体要从大到小，从近到远，让孩子练习从满手抓到用拇指和食指抓取。还可以给他们一些能抓住的小玩具，如小积木、小塑料玩具等。先让孩子两手都抓住玩具（一件一件地给），然后再给孩子玩具，看到孩子扔下手中的一个，再拿起另外一个，犹如"狗熊掰棒子"。可同时给孩子2~3件种类相同但形状或颜色不同的玩具，让孩子选择，以此在早期建立"比较""分类"等概念。在和孩子玩玩具时有意识地连续向一只手递玩具或食物。家长示范让孩子将手中的东西从一只手传递到另一只手。反复练习，孩子就会快速做到"玩具换手"。

7个月时让孩子练习用手抓起小积木，把孩子熟悉的积木块放在他们手能抓到的地方，训练其用拇指和其余四指配合抓起小积木。每日练习数次。然后继续训练孩子用双手玩玩具，并能够对击。例如让孩子一只手拿一只带柄的塑料玩具，对击另一只手中拿的积木，敲击出声时，家长鼓掌奖励。选择各种质地的玩具，让孩子对击发出不同的声音，促进手、眼、耳、脑等感知觉能力的发展。

8个月时让孩子多练习用手捏取小的物品，如小豆、花生米等，开始孩子可能会用拇指、食指扒取，以后逐渐发展到用拇指和食指相对捏起，每日可训练数次。在训练时家长需在旁陪同，以免孩子将小物品塞进口、鼻而发生呛噎，在训练结束后要将小物品收拾好。会使用拇指、食指对指捏小物品是人类与动物的区别之一。8月龄的孩子会用食指深入洞内钩取小物品，如果棉被或睡袋有破缝，孩子就会用手指钩进破缝里。用食指拨玩具可以让孩子的食指发挥最大的功能，如用食指拨转盘、拨球左右滚动、按键等。小药瓶也可被应用到训练中，但瓶口直径要大于2厘米，防止孩子手指伸入后拔不出来。

孩子9个月时家长应该向他们展示不同的玩具，指示孩子有意识地将手中的玩具放在指定的地方，家长可给予示范，让其模仿，并反复地用语言示意孩子"把××放下，放在××上"。此时孩子由握紧玩具到可受意志控制地放手，或在指定位置放置玩具，这标志着手、眼、脑协调能力又能得到进一步的提高。在孩子有意识地将手中的物品放下的基础上，训练孩子玩一些大小不同的玩具，并教孩子将较小的物体投入到较大的容器中，如将玩具放入盒子内。还可以将圆柱体的滚筒，如饮料瓶等的替代品放在地上，让孩子用双手推动它向前滚动，待其熟练后，再让他们只用一只手推动滚筒，并把它滚到指定的地点。若孩子能完成此动作，则给予鼓励。此训练能让孩子在玩耍中逐渐建立起"圆柱体能滚动"的概念。

10个月时，家长可以在训练孩子放下、投入的基础上，把孩子的玩具一件一件地放进"百宝箱"里，边做边说"放进去"。然后再一件件地拿出来，让孩子模仿。这时家长要指定孩子从一大堆玩具中挑出一个，如让孩子把小猫玩具拿出来。这样不仅促进了手、眼、脑的协调发展，还增强了认知能力。每日练习1~2次。还可以拿一只带盖的塑料茶杯放在孩子面前，向他们示范打开盖，再合上盖的动作。然后让孩子练习只用拇指与食指将杯盖掀起，再盖上，反复练习。若孩子能完成动作，应及时称赞孩子。用塑料套杯或套碗，让孩子模仿家长一个一个地套，以促进孩子空间知觉能力的发展。

11个月的孩子开始会乱涂乱画，可给孩子笔和纸，笔以彩色蜡笔为宜，先扶着孩子的手让其学会用手握笔，再在画好的素描鱼的眼睛处点上小点，让他们看到"自己会画鱼眼睛了"。孩子在收到表扬获得满足感以后，就会经常练习"作画"。还可以练习翻书看，最好能选择一些画面较大、字

Part 7 临"危"不惧:高危儿的家庭康复

大而少、构图饱满、颜色鲜艳的绘本。在翻书的过程中培养孩子的专注力,以及喜欢读书、爱学习的性格。在训练时可先让孩子摆弄书本,然后在孩子面前打开书本,再合上,可重复多次。让孩子认识到书本可打开、合上,或可手把手地帮助孩子将书本打开、合上。

12个月时也可以继续利用书本来进行训练,最好能选择大开本彩图、薄而耐用的书,边讲边帮助孩子自己翻着看,最后让孩子自己独立翻书。家长观察孩子是否会倒着看,从头开始,每次翻一页还是几页。孩子开始时可能不分次序,要通过认识简单的图形逐渐加以纠正。随着空间知觉的发展,孩子自然会调整过来。家长还可以继续与孩子玩各种不同的玩具,以加强手的精细运动,如用积木搭火车、搭高楼等。该年龄段的正常孩子能自己用瓶子喝水、用勺子吃饭,与同伴相互滚球或扔球玩,打开盒盖或瓶盖从中取东西等。

13月龄的孩子开始有了主动性,该阶段可以开始让孩子开展多种形式的动手游戏,以促进手、眼、脑协调能力的快速发展。①盖盖子:将用过的盒子、瓶子、杯子当玩具。家长先示范打开一个瓶盖,再盖上,让孩子模仿。孩子打开一个,再盖上,家长再给他们另一个不同的,他们又打开,盖上。熟练后,再练习给不同大小、形状的瓶子配盖。孩子在这种打开、盖上、配盖的简单游戏中,大大促进了认知能力的发展。②倒豆、捡豆:准备两个广口瓶,其中一个放入豆子数粒,让孩子练习倒豆,将豆子从一个瓶子倒入另一个瓶子。开始时,家长扶住瓶身,以免瓶子倒下,稍微扶一下孩子拿瓶子倒豆的那只手,对准瓶口往里倒,动作需缓慢,避免豆子洒在地上。或者准备两个小盘和两个瓶子,让孩子把盘子里的豆子捡到瓶子里,家长可以跟孩子比赛,看谁捡得快。孩子如果把豆子都能放入瓶子里,就及时给予鼓励,或发小红五星以示奖励。③搭高楼:能搭积木是孩子空间知觉和手、眼、脑协调水平的重要标志。一开始可能总搭不上,放歪或掉下来,家长可在一旁稍微扶一下。孩子放好一个,家长要拍手鼓励,以增强孩子搭高楼的兴趣和成功的满足感。④套圈:家长先示范,将一个彩色的圆圈套在垂直的塑料桩或木桩上,然后让孩子模仿一个一个往上套。当孩子套上一个后,家长应及时鼓励孩子,如拍手或说一些鼓励性的语言,如"哇,宝宝真棒""哇!宝宝套上了""噢!宝宝成功喽"。待孩子熟练后,便可让孩子按圆圈的颜色或大小顺序套成彩色塔。⑤插卡片:此游戏需要更高的协调能力，需要手部小肌肉与关节的协调来完成。家长先示范，动作由简单到复杂，让孩子学着插卡片，练习造型。

14月龄时家长可用积木与孩子玩接龙游戏，家长先示范，然后让孩子自己接下去。同样也可接火车，孩子接好后，应予以鼓励和赞扬。还可以教会孩子穿珠子的游戏，家长先示范，然后手把手地教孩子穿，如果孩子仍不会，可练习穿孔洞较大的塑料珠，孩子穿上后应及时予以表扬。

15月龄时可以引导孩子用3~4块积木"搭高楼"，或排5~6块"火车"。学会这些游戏后，孩子能够在家长不在时自己独立玩一小段时间。还可以玩弹弹珠的游戏，家长先示范用拇指和食指捏着弹珠，拿到杯口时说"放开"，让孩子看到弹珠落入杯内。孩子拿弹球时，家长在孩子拿到杯口时说"放开"。当孩子放入第一个弹珠时，家长用行动或语言表示鼓励，以后孩子会继续将桌上的其他弹珠准确地放入杯内，再倒出、放入。这是手、眼、脑协调不可忽视的训练。

16月龄时，家长可以将上述游戏难度加大。①穿珠子：用塑料绳穿固定瓶盖的小环，待孩子学会将绳子放入大环内之后，再让孩子学穿大别针后面的圆孔，逐渐让孩子穿算盘珠子、扣子、小珠子。②弹弹珠：教会孩子用食指、拇指拿稳弹珠，拿到瓶口时手放松，使球落入瓶中。熟练后可以计算每分钟孩子能准确投入几个，与孩子比赛，增加孩子玩耍的兴趣。

17月龄时家长可以教孩子拧开门把，推开门，或者拉开横栓和扣吊，打开柜门。有些孩子会将钥匙插入锁眼，学着转动开锁。

18月龄的孩子玩耍环境可以更加丰富，如到海滩等户外环境，家长引导他们用手泼水，引导孩子将水在塑料小碗间倒来倒去，用玩具小铲将沙土装进小桶内，或用小碗将沙土盛满倒扣过来做馒头。需要注意的是，孩子玩的沙土要先过筛将石头和杂物去掉；每次玩之前要用带喷头的水壶将沙土稍微浇湿，以免尘土飞扬；玩耍完毕，用塑料布将沙土盖上。玩沙土是促进皮肤触觉统合能力发展的重要方法之一。

高危儿怎么学

高危儿的"学"其实就是他们认知功能的早期发展，早期的认知功能训练更像是游戏，家长可以将下述的训练方法融入日常生活中。

Part 7 临"危"不惧：高危儿的家庭康复

1~2月龄的孩子应丰富视听觉刺激，视听觉追踪是孩子最早期的认知发育。①视觉刺激：孩子仰卧位，头部处于中线位置，家长与孩子面对面，在与孩子平视15~20厘米的距离发出声音，吸引孩子的注意力，在孩子看到后再轻轻移动人脸面具（左右水平方向180°移动）。家长还可以在距离孩子眼睛25厘米左右，用红色小球左右水平方向移动180°。②听觉刺激：觉醒时用能发出"格格"声的玩具、拨浪鼓等在孩子左右耳旁约10厘米的距离进行刺激。注意视听训练的声响不能太强、太刺耳，要柔和，否则就会形成噪音，妨碍孩子听觉系统的健康发展，甚至造成拒听的后果。

3月龄时可在原视听训练的基础上，继续让孩子在觉醒时多看周围的人和物，并通过两个人（或物）训练，让孩子的视线从一个人（或物）转移到另一个人（或物）上，或者在孩子注视一个物体或人脸面具时，让其迅速移开，办法是用声音或动作吸引孩子视线转移。例如，妈妈在床右侧同孩子讲话，爸爸突然出现在床左侧并且鼓掌，孩子会马上将视线转移过去看爸爸。也可抱着孩子观看滚动的球从桌子一侧滚到另一侧，这时孩子可以追视达180°。孩子最喜欢观看快跑的汽车、会飞的鸟儿、会跑的猫。经常让孩子到户外观察活动的物体，能促进其认知能力的发育。家长还应多与孩子亲近，当家长靠近孩子时，孩子露出快乐和急于亲近的表情，有时还会呼叫，手舞足蹈。只有经常和孩子逗乐的家长才能引起孩子这种快乐的情绪。

4月龄时可在上述训练的基础上，家长要用清晰、亲切的语调与孩子说话，说出他们可以看到的东西，如"我是妈妈/爸爸""妈妈/爸爸爱你"，并做出相应的表情和动作。当孩子能发出一些音时，要积极地回应。

5月龄时家长可以将有声的玩具放在孩子面前，并使玩具发出声音，引导孩子用眼睛追随，并引导孩子伸头或转身寻找。如果能随声追寻，可继续把不发声的毛绒玩具放在孩子面前，引导孩子追寻；如果能追寻就将玩具捡来给孩子，以示鼓励。家长还可以多与孩子说生活环境中常见的物品，鼓励孩子在听到物名后不但要用眼睛看，还要用手去指。指认物名是5月龄孩子的训练重点。开始时扶着孩子的手去指，去触摸，以促进手、眼、脑的协调发展。语言能力的发育过程是先听懂后才会说的。指认物名是学习将物品的名称与影像相关联，记住学过的东西。此外，家长还可以多与孩子玩"找玩具"的游戏。家长轻轻摇着小铃铛，先吸引孩子的注意力，然后走到孩子视线以外的地方,在身体一侧摇响铃铛,同时问孩子"铃铛在哪儿呢",逗孩子去寻找。当孩子的头转向响声处时,家长再把铃铛摇响,给孩子听和看,让孩子高兴。当孩子看着时,把铃铛塞入棉被内,露出部分铃铛,再问"铃铛在哪儿呢",家长用眼示意,如果孩子能找到,就抱起孩子亲亲,以示表扬。

6月龄的孩子对陌生人开始躲避,见到陌生人会将脸扑向家长怀中,害怕或哭闹。可能会怕医生、护士和保育人员,也怕新来的保姆,但能记住不常在一起的熟人,如爷爷、奶奶及来往密切的亲友。所以,如果家长要在孩子半岁后上班,应提前安排保姆或其他抚育者慢慢开始接触孩子,待孩子熟悉这些照顾者之后才能在家长上班后不再抗拒陌生人。孩子还可能会害怕去陌生的地方,若需要接触陌生事物,则要由妈妈或爸爸陪同才能逐渐熟悉新的环境和新的事物。有些孩子害怕大玩具,家长就要陪他们一起玩,熟悉之后才能渐渐消除孩子对这些新鲜事物的恐惧。孩子一直在发育,4月龄之前孩子不能觉察消失了什么,5月龄后能听到或追随掉落之物转头寻找,6月龄开始能够真正觉察别人拿走自己正在玩的东西,而且以哭表示强烈反抗,这是认知上的飞跃。家长要了解孩子的这些发育特点,进而在家庭康复中应用。

7月龄可以开始引导孩子指认自己的身体部位,家长可以与孩子对坐,先指住自己的鼻子说"鼻子",然后拉住孩子的小手指着他们的鼻子说"鼻子"。每天重复1~2次,然后抱孩子对着镜子,拉住他们的小手指他们的鼻子,又指自己的鼻子,重复说"鼻子"。当家长再次说出"鼻子",孩子会用小手指自己的鼻子时,家长应亲亲他表示赞许。家长还可以将颜色漂亮的糖豆投入透明的瓶内,盖上,孩子会拿着瓶子摇,看着糖豆;如果将此瓶放入大纸盒内,孩子会将瓶子取出,看糖豆是否仍在瓶内。在寻找小物品的游戏中,"物质永久性"的概念就在无意识的探索中建立起来了。

8月龄时可继续认识身体部位,家长用游戏的方法教导孩子认识自己身体的各个部位。如让孩子用手指指着洋娃娃的眼睛,家长说"这是眼睛,宝宝的眼睛呢",并帮助孩子指自己的眼睛,逐渐练习,孩子就会在听到相同问题的时候用手指指向自己的眼睛。家长还应多鼓励孩子用不同的感官去感知事物,如在配合儿歌或音乐的拍子时握着孩子的手,教他们拍手;或按音乐节奏模仿小鸟飞;还可以让他们闻闻香皂和牙膏的气味,尝尝糖和盐，培养嗅觉和味觉的感知能力。也可以继续"找玩具"的游戏，如用手绢或毛巾盖住孩子正在玩的玩具，看他们能否揭开手绢或毛巾将玩具取出。如果不会取出玩具或要哭，就将玩具露一点出来，引导他们自己取出。

9月龄可鼓励孩子接近陌生人。家长抱起孩子，让他们接近陌生人，家长、孩子、陌生人同时相处一会儿后，陌生人可给孩子一个小玩具，并同孩子玩一会儿或对孩子笑，让孩子逐渐感到放松，当孩子报以微笑时，陌生人向孩子伸手。在陌生人接抱孩子时家长需在近旁，不要在孩子的视线范围之外，若孩子感到害怕，仍可随时再向家长伸手。哪怕一次陌生人只接抱几秒钟，有过几次类似体验之后，孩子就敢于接近陌生人了。

10月龄开始，孩子的模仿动作可能会增加，家长可以与孩子一起玩，训练孩子有意识地模仿一些动作，如自己拿着碗喝水，拿勺子在杯中搅一搅等，每次可教一个动作，反复训练，直至孩子学会。此时可以开始认识图卡及各种物品。待孩子认识4~5张图卡后，让孩子从一大堆图卡中找出他们熟悉的那几张。一旦孩子找出来，家长就要表扬和鼓励孩子。在图卡中加入1~2张字卡，孩子也能找出。让孩子指认身体部位3~5处，通过镜子做游戏，与家长面对面地学习，孩子可以认识脸上的器官、手、脚、肚子等。

11月龄时可以鼓励孩子指出图中的特点部分，如将孩子带至动物园或使用画有动物的书，说出各种动物的特点（小白兔的长耳朵，大象的长鼻子等）。家长除了告知动物名称外，还要让孩子注意动物的特点。反复几次后，可以问"兔子有什么"，孩子会指耳朵作答。内容每次不宜过多，从一个开始练习，时间为1~2分钟；不宜太长，且必须是孩子感兴趣的东西，不能强迫指认。

12月龄可以开始学认常见的颜色，家长可以先教孩子认红色，如皮球，告诉他们这是红的，下次再问"红色"，引导孩子毫不犹豫地指向红皮球。再告诉他们西红柿也是红的，孩子会睁大眼睛表示怀疑，这时家长可再取2~3个红色玩具放在一起，肯定地说"红色"。颜色是较抽象的概念，要给时间让孩子慢慢理解，学会第一种颜色常需3~4个月。这个月龄先不要同时介绍两种颜色，容易使孩子混淆。

13月龄时丰富对抽象概论的学习。①辨别形状：家长可取一块几何形板，先示范将圆形、方形、三角形板放入相应的洞内，再让孩子开始模仿。

先让孩子拿一个圆形板，孩子开始可能放不准，往这里放一下，往那里放一下，最后总算放进去了，孩子感到兴奋，此时家长应及时鼓励孩子，孩子也会十分高兴地跟着拍手。兴趣促使孩子继续放方形、三角形，最后总会放进去。如果买不到几何形板，可用硬纸盒如点心盒自己制作。②继续学认颜色：家长有计划地和孩子开展认颜色游戏，先认红色或黄色。可以把日常接触的常用物品分类，创造认颜色的环境，如红帽子、红毛衣、红袜子、红汽车、红气球、红旗等，把这些相同颜色的物品放在一起，问孩子"哪个是红的"，待孩子认识后，可以让孩子从不同颜色的物品中挑出红的，重复多次后，才能记住。训练时不要急于变换不同的颜色。③分辨大小和多少：先选两个大小差异明显的苹果或其他实物放在一起，告诉孩子哪个大，哪个小，并要让他们摸一摸，比一比，然后让孩子把大的拿给家长，看他们会不会。家长还可以念儿歌，以增强孩子的记忆及其思维的能力，如"排排坐，分苹果，大的给奶奶，小的留给我"。把实物如水果分成数量差异较大的两堆，让孩子认哪堆多，哪堆少，同时用手指数一数多多少。④指认图：经常给孩子看幼儿图书，如《婴儿画册》《幼儿画报》《孩子童话》《小木偶奇遇记》《三毛流浪记》《格林童话》等，并读给孩子听。当孩子能正确认识和听懂各种名称时，家长提问，引导孩子用手指指出。

14月龄时可以继续上述的游戏，但家长可以适当增加难度。①分辨颜色：将不同颜色的塑料玩具摆在桌上，让孩子从中找出哪一个是红色的。如果不会，家长可以示范，多次练习，让孩子学会挑出红色的玩具。如果连续几次都能挑出红色，就可以再教其认识第二种颜色。有些孩子特别喜欢先认黑色，因为对比度大，颜色明确。还有一些孩子则喜欢先认黄色。选择认颜色可因人而异。②认识自己的东西：孩子的用品要放在固定位置，让孩子找自己的毛巾、水杯、帽子等，也可进一步让孩子指认家长的一两种物品。③认识物品和表达：与孩子一起看图片，让他们熟练说出各种物体的名称，告诉他们每种物品的简单用途及与其他物品的关系等，并经常带孩子出去玩，让他们认识外界更多的东西，多鼓励孩子模仿或主动表达。④认识形状：在孩子学放形状板的同时，让其找出哪一个是圆的。孩子最先会认圆形，但很快就能确认方形和三角形。⑤画线条：拿棍子在地上画线，比一比谁画得长。孩子开始时画得不直也不长，但随着年龄的增长，他们会逐渐画得更直、更长。

Part 7　临"危"不惧：高危儿的家庭康复

15月龄时可继续进行模仿游戏，如擦桌子时给孩子一块小布并让孩子模仿家长的动作。在日常生活中，家长可以和孩子边做家务边玩，或者家长边干家务边讲。提供条件让孩子模仿各种生活情境中的游戏，如给布娃娃喂饭，替布娃娃盖被子等。培养孩子的社会适应能力。家长还可以多搜集动物图片，一张一张地教孩子认识图片中的动物，注意把动物外形的主要特征讲解给孩子听。开始训练先教孩子认识一种动物，然后再教孩子认识第二种、第三种，观察孩子对哪一种动物最感兴趣，或者边认边模仿动物的动作和叫声。这可使孩子的学习训练变得十分有趣。此外，家长还应该多让孩子看图画书，用孩子能理解的语言，讲一些简单的事物间的联系。看书时教导孩子懂得什么是好的，什么是不好的，并记住故事情节。同孩子一起看书时，孩子会边看边问。看书时可让孩子自己翻书。

16月龄时家长可多让孩子参与的认知游戏包括：①模仿操作，家长每日用一定的时间与孩子一起动手玩玩具，如搭积木、插板等，可先给孩子做些示范，再让孩子模仿。还可以用不同大小、形状的瓶子配上各种瓶盖，或将每套玩具放回相应的盒子内。②翻书找画，购买一些适合孩子的读物。每次翻开读物中的某一页，把书中的主要事物讲给孩子听，然后把书合起来，再让孩子找出那一页。开始时要帮助孩子回忆要找的东西，并培养他们从前往后逐页查书的习惯，再训练他们独立查找。③画画，继续让孩子学画画，教孩子正确的握笔姿势，并让孩子模仿画出清楚的笔道。④配对，将两个相同的玩具放在一起，再将完全相同的小图卡放在一起，让孩子学习配对。在熟练的基础上，将两个相同的汉字卡混入图卡中，让孩子学习认字和配对，也可用阿拉伯数字、图卡进行认字和配对训练。

17月龄时家长可多让孩子参与的认知游戏包括：①插小棍，多与小伙伴玩插拔游戏，如在盛有沙子的盒子里，让孩子将4支红、黄彩笔一支一支依次插入沙中。要求笔与笔之间有一定距离，如间隔2~3厘米。先练习横排插入，然后拔出。或者使用牙签插泡沫板，但需要注意安全，避免插伤。②颜色分类，继续教孩子认识颜色，搜集红、黄两种颜色的多种物品，如用红色的丝带捆红色的书、红上衣、红鞋；再拿出红扣子、红盒子、红粉笔等物品，让孩子识记，使孩子能从各种物品中认识红色和黄色的共同特性。③感知学习，握住孩子的手触摸热的东西，然后告诉他们"很烫"，多次练习后能形成条件反射，再遇到热粥、热水时，他们就知道烫而缩手，还能说出"烫"这个词。再让孩子尝冰棍说"真凉"，用对比强化感觉。让孩子通过手的触摸猜出用布盖着的东西，如碗、勺子及玩具等。④排位置，在大纸上画一张脸，再画脸上的器官（眉、眼、鼻、口、耳），并依照轮廓剪出，让孩子将之摆在"脸"的正确位置上。然后再帮助孩子将画好的躯干、四肢、手足、衣服等摆正。

18月龄时家长可多让孩子参与的认知游戏包括：①认识1和2，此时孩子开始学习用两个手指表示2，竖起拇指和食指表示要两块饼干及两块糖果。会摆两块积木表示2。及时引导孩子认数字1和2。②认识图形，和孩子一起看图片，边指画面边说"这是一个方盒子，那是一个圆皮球"。反复教认后，找实物让孩子辨认，如圆气球、方面包等。③认识颜色，孩子能准确地认识红色后，逐渐把黑、白、黄、绿等分辨率比较高的颜色反复让孩子练习辨认。重点是要让孩子分清近似的颜色，如区分黄色和白色。④绘画，边教画画边复习图形，握着孩子的手教他们画直线、竖线。⑤认识自然现象，注意培养孩子的观察力和记忆力，并启发孩子提出问题及回答问题。如观察早上天很亮，有太阳出来；晚上天很黑，有星星和月亮；有时没有太阳，是阴天，或者下雨和下雪；有时刮大风；在下大雨时会出现闪电和雷声。通过家长讲述，使孩子认识大自然的各种现象。

高危儿需要去医院吗

答案是肯定的。当家里有高危儿时，家长需要及时寻求医生的帮助，而在不同时期出现的异常情况可能需要医院不同科室的帮助。高危儿的医院管理模式是以各级医疗机构的产科、新生儿科、儿童保健中心、康复科，医疗康复机构，各级社区卫生服务中心，家庭为主体的高危儿保健网络，以"医院－社区－家庭"的高危儿管理模式监控、随访、追踪高危儿的发育状况。

高危儿能治好吗

高危儿最后会怎么样

高危儿的预后与其所经历的高危因素密切相关，随后的发育可能与同龄孩子无异。可能经早期干预后，最终在某一年龄达到同龄孩子的发育水平。但也有部分高危儿可能会出现脑瘫、脑积水、癫痫等影响机体功能的严重后遗症。

高危儿的随访评估和家庭康复是一个持续监测的过程，不同孩子，不同高危因素，不同病程，其康复的进程及速度也是不同的。但持续、系统的家庭康复训练对于高危儿的运动能力、语言功能、认知水平及社会交往能力等都有很大的促进作用，因此，家长需要重视高危儿的随访和家庭康复。

家长作为高危儿的第一抚育者，更要积极配合、主动参与新生儿科、康复科等相关科室对高危儿的长期管理。为了配合医院的高危儿管理，家长需要了解孩子生长发育的规律，了解孩子各年龄段运动、语言及认知发育的特点和心理行为发展的特点，同时，在家对高危儿的体格发育及营养情况进行简单的监测，定期复查，从医院学习正确的养育方法，使自己能够真正起到第一抚育者的作用。配合医院进行评估→指导→再评估→再指导的良性循环的高危儿管理模式，从而达到降低高危儿伤残率、提升高危儿生存质量的目的。

（编者：刘春明　邱慧莹　郑　韵；审稿：刘　芸　何　璐）

Part 8

不必苦"脑"：脑瘫孩子的家庭康复

1. 关于脑瘫，你知道多少
2. 脑瘫有什么表现
3. 脑瘫家庭康复"小锦囊"
4. 脑瘫能治好吗

1 关于脑瘫，你知道多少

脑瘫，相信很多家长听到这个词都会担心、忧虑。它是由脑部损伤或发育缺陷所造成的一系列问题，而脑的损伤修复就目前来说还是非常棘手和复杂的。脑瘫是终身性的疾病。但是如果家长在孩子很小的时候就开始采取针对性的康复措施，那孩子就会有一个尽可能好的状态去面对未来的生活，如一些脑瘫孩子经过康复治疗后，可以过上与一般同龄儿童相似的生活，包括上学、交朋友、工作和成家等。

什么是脑瘫

脑瘫的脑部损伤是永久性的，但一般不会继续发展或恶化，而脑部损伤导致的临床症状，可以通过治疗而被改善。脑瘫可以发生在生命周期非常早期的阶段，症状则随着孩子的生长发育而日益突显。脑瘫还常伴有感觉、理解、认知、沟通、行为等方面的异常，并可出现癫痫、继发性肌肉骨骼病变等。

脑瘫的主要表现是运动障碍，而不同类型的脑瘫所表现的运动障碍又有差异。但脑瘫的某些症状可能并不会立即出现，而是随着孩子的生长发育逐渐突显出来。例如，在开始走路时才发现步态不好，或抓玩具时才发现手部姿势异常等。脑瘫孩子的脑部会随着孩子年龄的增长继续生长和发育，因此，治疗及其处理方法也应随之变化。

脑瘫孩子还可能伴有其他问题。①智力低下或学习障碍：智力低下是比学习障碍更严重的情况，智力低下会在许多方面影响脑瘫孩子，包括学习和社交；而一些脑瘫孩子的学习障碍常体现在某一方面，有些孩子有较好的计算能力，但阅读能力却非常糟糕，而有些孩子有较好的阅读能力，却不懂得形状而难以画画。②言语和语言障碍：言语指的是听、说、读、写的能力，语言是指在生活和学习中所习得的在大脑中形成的语言符号。脑瘫孩子一般都有言语和语言障碍。还有部分脑瘫孩子由于口腔周围肌肉不协调，而导致发音不清，即构音障碍。③癫痫发作：即抽搐，大发作的孩子可能会出现全身抽搐、意识丧失等，小发作则可能是短暂的意识丧失，这些都会影响孩子的日常生活、学习，并对患儿的心理产生负面作用。④视觉障碍：如果脑部损伤的部位涉及接受视觉信号的区域，脑瘫孩子就会出现视觉障碍，常见的有斜视、近视等。⑤进食和吞咽障碍：脑瘫孩子可能存在不会吸吮、进食呛咳等问题，从而导致营养摄入不足，影响孩子的生长发育，而吞咽困难还可能造成误吸，导致孩子肺部感染。脑瘫孩子还可能同时出现听力障碍、流口水等问题。

　　脑瘫的程度有轻有重，症状有多有少，个体差异非常大。脑瘫可能导致孩子生活不能自理、社会交往障碍等问题，甚至可能造成心理上的一些障碍，同时也加重了家庭的负担。运动障碍和活动受限是最常见的危害。这里所说的是广义的运动，即我们身体的每一个动作、每一项活动，我们都称之为运动，如吃饭，就需要手和口腔的运动。吃饭、刷牙、洗脸、穿衣服、大小便等日常生活对于正常人来说看似简单，但当我们一只手或一侧的手脚不能动时，一切都会变得非常困难，因此，脑瘫孩子有可能生活不能自理，需要家长的长期照顾。但如果不接受训练，仅是一味地给予"完全性"的照顾，孩子的情况可能会变得更糟，因为运动减少可能导致肌肉萎缩、骨质疏松、关节僵硬等继发问题，形成恶性循环，而不恰当的照顾又可能使症状更加严重。脑瘫孩子的康复是一个循序渐进的过程，不能急于求成，对孩子寄予期望的同时也应给予鼓励和耐心。痉挛型脑瘫孩子因为长期肌肉力量不协调，使用方法不正确，随着年龄的增长，可能会出现跟腱短缩、关节挛缩、髋关节脱位、脊柱侧弯和骨骼畸形等问题，从而造成疼痛和进一步的运动障碍等。伴有吞咽障碍的脑瘫孩子，会出现进食困难、呛咳等，导致营养摄入不足，不利于他们的成长发育。如果食物误入了气管，容易导致肺部感染，甚至引起窒息，危及生命。伴有癫痫者，小发作的影响相对较小，但如果小发作频繁，可能会影响智力发育；而大发作处理不当，则容易产生较大的危险，如撞到头部、咬到舌头等，甚至危及生命。伴有智力低下的脑瘫孩子，对事物的认知能力和理解能力低下，他们难以处理日常生活出现的问题，也难以有正常的社会交往。

2 脑瘫有什么表现

脑瘫被定义为一种综合征，而不是某一种疾病，这意味着脑瘫的问题并不是单一的。每个脑瘫孩子的症状都有所不同，或许症状一样而程度却不一样。对于家长而言，从脑瘫分型的角度去了解不同类型的脑瘫，可以了解不同类型的脑瘫会产生什么样的问题和危害。在照顾孩子的时候又应该注意些什么，怎么做才是对脑瘫孩子有帮助的，应该给他们一个怎样的家庭环境等。在家里，家长就是脑瘫孩子的"康复治疗师"。

脑瘫的类型及临床表现

通常需要先使用粗大运动功能分级系统（GMFCS）对孩子的大运动功能进行分级，该系统一共有 5 个分级，其中Ⅰ级的孩子运动功能较好，可独立步行、上下楼梯等，而Ⅱ级的孩子也具有步行能力，但其可能需要在较平稳的路面上步行，Ⅲ级的孩子可能需要使用助行器来步行，Ⅵ和Ⅴ的孩子通常不具备有意义的步行能力，Ⅴ级的孩子则抬头的能力都比较差。该系统常用且容易理解，家长和专业医疗人员都能较好地使用该分级系统。还可根据瘫痪的部位来分类：①偏瘫：一侧（身体左侧或右侧）肢体受累（受累意为不能活动，或者活动减少，或者不正常的活动）；②双瘫：四肢（双侧肢体）均受累，但主要是双下肢受累，而双上肢程度较轻；③四肢瘫：也是四肢受累，上下肢的严重程度差不多，一般情况较严重；④单瘫：一侧肢体受累（一侧上肢或下肢）；⑤三肢瘫：四肢中有三个肢体受累。

此外，我们也常根据临床表现和运动障碍的特征将脑瘫分为痉挛型、不随意运动型、共济失调型和混合型等。

痉挛型脑瘫

痉挛型脑瘫是最常见的类型，约占脑瘫的 70%。此类型的脑瘫是由于脑部的锥体束受损导致,而锥体束主要是控制机体随意运动的。例如当我们口渴想喝水时,能够主动伸手去拿水杯,这是一个随意运动,即受我们自己控制,而对于呼吸时呼吸肌的运动则是不随意运动,我们会觉得痉挛型脑瘫孩子的手脚都较硬,帮他们活动上下肢时感到很困难或需要很大的力气。一般而言,此类型的孩子上肢表现为肩关节内收,胳膊夹紧而难以展开,导致手难以前伸去抓握物品;肘弯曲,手臂与胳膊夹紧而难以伸直;手掌掌心总是向下,不能做"手心手背"的游戏;腕关节朝掌心方向弯曲。当手上有食物时,手腕不能往手背的方向运动而呈现手腕下垂,从而利用抬高肩膀来吃到手上的食物;手指屈曲,呈握拳状,难以伸直;拇指常收于四指内,不能伸直,从而导致手的各种抓握困难;双手难以在身体中线活动,如双手不能一起在胸前玩玩具等。

该类型脑瘫孩子的双腿呈并拢状,难以向侧边外展;髋关节可能弯曲;站立时上半身会向前倾。膝关节过伸或屈曲挛缩,正常人的膝关节在站立或步行时都会呈现出稍弯曲的状态,而膝关节过伸时从侧面观察孩子的腿,可以看见膝盖是过分伸直的;他们在步行时对膝关节的控制也不好,弯曲的膝盖会突然绷直,这会对膝关节造成更多的损伤,膝关节屈曲挛缩则是处于难以伸直的状态。踝关节很难向脚背的方向弯曲,步行时常常"踮脚",足则可能出现内翻或外翻。在不同体位下,痉挛型脑瘫孩子也有普遍的表现。俯卧(脸朝床面)时,可能会出现抬头困难,双腿弯曲蜷缩,呈现"头低臀高"的姿势;仰卧(脸朝天花板)时,可见头向后仰,挺着肚子;另外,孩子喜欢跪坐,即大腿内收,小腿向两侧摆,双腿呈"W"状;站立时,孩子身体重心向前,可能会出现髋关节弯曲、膝关节过伸等;步行时,会出现一些特殊步态,如剪刀腿步态(走路时双腿容易交叉)、尖足步态(走路时双足"踮脚")、蹲伏步态(弯曲着髋关节、膝关节走路)等。

不随意运动型脑瘫

不随意运动型脑瘫约占脑瘫的20%,此类型所对应的损伤部位是脑部的锥体外系。锥体外系主要是控制人体的"不随意运动",即不受我们的意识控制的一些运动。例如,我们在步行时,上肢会交替摆动,它主要是通过维持肌张力、调节肌肉等来促进随意运动的进行。不随意运动和随意运动是相辅相成的。不随意运动型脑瘫可表现为手足徐动、舞蹈样动作、肌强直和震颤等。①手足徐动：当此类型脑瘫孩子做某个动作时，会夹杂着许多多余的动作且无法控制，而某个动作是有目的时，多余的动作会更加明显。例如，不随意运动型的脑瘫孩子去拿一瓶水时，他们的头、手、脚会晃动得更加明显。这种晃动方向是不定的，即使脑瘫孩子在安静时也难以停止，但在睡觉时便会消失。②舞蹈样动作：常表现在面部和肢体上，如挤眉弄眼、扮鬼脸、上下肢交替地弯曲和伸直、步态颠簸、容易跌倒、动作不稳等，这种表现会在精神紧张时加重。③肌强直：最明显的是全身肌张力均增高，肢体僵硬，活动减少。例如，当我们把孩子弯曲的肘关节伸直时，会感受到持续或间断的阻力，将这种现象称为肌张力"铅管样或齿轮样"增高。④震颤：即"抖"，一般发生在四肢，多为静止性、姿势性震颤，即当脑瘫孩子不活动或要保持某一个姿势时出现明显的震颤，而活动时震颤减少。

共济失调型脑瘫

共济失调型脑瘫约占脑瘫的5%，以小脑受损为主，而小脑具有管理身体平衡协调、控制姿势和步态等功能。此类型的明显特征是"醉酒步态"，表现为走路时像喝醉酒一样，不能走直线，动作不稳，摇摇晃晃，通过加宽两脚之间的距离来维持平衡，且头部可能会出现略有节律的运动。此外，还会出现手脚动作不协调、眼球震颤等。这种类型的脑瘫孩子出现的震颤多为意向性的，即在活动时出现明显的震颤，而不随意运动型脑瘫出现的震颤在活动时会明显减少。

混合型脑瘫

混合型脑瘫即以上某几种类型同时存在，症状有轻有重。混合型脑瘫多为痉挛型脑瘫和不随意运动型脑瘫的混合。

虽然脑瘫有许多类型，看起来非常复杂，但各型脑瘫孩子的表现也有共同点：粗大运动和/或精细运动发育迟缓；运动模式异常；主动运动减少；肌张力异常；反射异常，表现为原始反射（吸吮反射、抓握反射等）延缓、消失或持续存在，保护性反射减弱或不出现。

怎样早期发现脑瘫

对于脑瘫孩子，我们提倡早发现、早治疗，这需要家长对孩子的成长过程密切关注。在出现异常时第一时间就诊，避免耽误治疗时机。孩子从出生后身体各方面就在不停地发育，无论是粗大运动（抬头、翻身、坐、姿势转换、爬、走、跑、跳等）还是精细运动（手部各种抓握、捏等动作，手眼协调能力等）。当孩子出现发育迟缓时，家长更要多加留意，尤其是在相应的阶段没有出现里程碑式的动作，如"二抬四翻六会坐，八爬十站周岁走"。再者，家长要多观察孩子双手的运动功能是否存在较大的差异，是否有一只手动作比较少的情况等。

家长可以多帮助活动孩子的手和脚，从而去感受孩子的肌肉紧张度。脑瘫孩子常出现肌张力障碍，过高、过低或不稳定。过高时家长会觉得很难活动孩子的手脚，特别僵硬，或者在抱孩子或穿衣服时感觉他们的手脚难以弯曲等；过低则感觉孩子整个人都是软绵绵的，很无力，不能抬头；悬空托起时手脚下垂，不会蹬腿或做其他活动。家长还要多观察孩子某些运动模式是否正确。正常的运动模式是指在活动时以最合适的姿势、流畅的速度、协调的动作完成运动。例如，在拿一个水杯时，正常的动作应该是手指稍屈曲，然后手臂往前伸去够水杯；而脑瘫孩子则可能表现为过分抬高肩膀、手腕下垂、身体往前倾。有一些脑瘫孩子还可能表现出情绪问题，容易哭闹、易激惹、睡眠差，或者过于安静、睡眠过多，3月龄时还不会笑等。

此外，脑瘫孩子也常出现进食困难的情况，因为他们可能会存在吸吮和吞咽障碍，常常会将食物用舌头推出口腔，或者嘴巴常常维持微微张开的状态，难以闭合，口水流得比一般孩子多。

脑瘫其实并非是难以发现的疾病，但需要家长细心和警惕。从怀孕、出生到发育，孩子的每一个阶段家长都需要认真对待。当孩子出现异常表现时，家长应重视并及时带孩子去医院就诊。医生检查不仅是为了明确孩子是否得了脑瘫，还可以排除一些其他更为严重、危及生命的疾病。专业医务人员通过病史、临床表现和康复评定结果，结合CT、MRI和脑电图等神经影像学和电生理学检查，确定脑瘫的类型和功能障碍状况，从而给出针对性的治疗建议。当然，这一切的前提是家长能第一时间发现孩子的异常并就医。了解孩子的病史、密切关注孩子的生长发育过程、定时保健、及时就医等是发现脑瘫的关键。虽然脑瘫贴上的标签是"永久性的"或"不可治愈的",但还是有很多好的康复治疗方法,即使不能从根本上解决问题,却也可以最大限度地改善脑瘫孩子的预后。脑瘫孩子的康复目标并非治愈,而是尽可能地减轻其残疾程度,让脑瘫孩子有类似正常同龄孩子的社会生活和生活质量。例如,可以提高脑瘫孩子的生活自理能力(自己吃饭、上厕所、穿衣服等),并尽可能地让他们过上与正常同龄孩子一样的生活,能够上学读书、交朋友、参加社交活动等。在临床上,也有不少脑瘫孩子和正常孩子一样去学校上学,部分孩子可以参加高考并考上大学进一步学习。但要达到这样的目标也并不容易,仅靠让脑瘫孩子在医院或康复机构中进行治疗是远远不够的,因此,脑瘫孩子的家庭康复非常关键。

脑瘫家庭康复"小锦囊"

无论是什么类型、什么程度的脑瘫孩子,我们都建议先到正规医院接受规范的诊断、评估、治疗和指导。但脑瘫孩子在医院接受的治疗时间一般都比较有限,这是远远不够的,而康复训练的效果主要是需要在家里继续维持的。家长可以从医生、康复治疗师那里学习一些正确的家庭康复训练方法,在家里帮助脑瘫孩子继续康复训练。以下是根据脑瘫孩子的常见症状的治疗方法,其中大部分都是在家庭中容易开展的训练方法,家长们可以学习和在治疗师指导下使用,但有些治疗方法是需要在医院才能进行的,如肉毒毒素注射缓解肌肉痉挛等,因此脑瘫孩子的康复治疗需要以医院和家庭结合的模式进行。

如何改善运动落后

一般来说,正常孩子的发育是很快的,他们几乎每个月都会出现一些变化。其实粗大运动的发育和精细运动、认知能力、智力的发育息息相关,粗大运动的落后就可能导致其他方面的落后。能爬能走才能去认识不同的事物，探索"未知的世界"。因此，家长应该重视脑瘫孩子的粗大运动发育迟缓的问题，促进孩子各方面的发育。

抬头

俯卧抬头，家长应在孩子清醒时让其趴在床上，根据月龄的大小，选择用手肘或手掌作为支撑点，家长一只手扶着孩子的额头辅助其抬头，也可以在孩子前方用能发出响声的、颜色丰富的玩具去吸引他们。俯卧在 Bobath 球（或瑜伽球）上训练，让孩子趴在球上，家长一手扶住孩子腰部，另一手抓住孩子的一条腿，然后让球向前轻轻滚动，这样类似俯冲的动作能引导出孩子的抬头动作，同时也能加强孩子的颈部肌肉力量。

翻身

翻身是粗大运动发育的标志之一，正常孩子 4~5 月龄时就开始翻身，到了 7~8 月龄时翻身的动作就已经非常熟练了。但脑瘫的孩子可能因为角弓反张等原因迟迟未能翻身。孩子翻身的动作顺序一般是头部→肩胛带→骨盆，或者是骨盆→肩胛带→头部。如果翻身顺序变成骨盆→头部→肩胛带或固定地用身体反向回旋的方式，则是异常的翻身模式，应该引起家长的重视。

引导脑瘫孩子翻身可以通过以下两种方法：①从下肢引导，对于有肩胛骨后缩的脑瘫孩子，家长可以先将孩子的双手上举过头，然后将孩子一侧的腿弯曲，再向对侧回旋，当下半身翻过去之后，轻拍其肩膀，引导上半身的活动。②对于没有肩后缩的孩子，家长可以从上肢引导。脑瘫孩子躺在床上，家长双手交叉握住孩子的手，即家长的左手握孩子的右手、家长的右手握孩子的左手，然后顺势翻动孩子上半身，从而带动孩子的下半身。

对于有角弓反张的脑瘫孩子，家长要注意先抑制这种异常姿势，可以采取抱球姿势，同时让孩子的头前屈（低头的姿势）。异常姿势有所改善之后更有利于翻身运动的进行。

坐

对于 6~7 月龄的孩子，家长应该开始训练他们独立坐的能力。一开始可以先扶腰坐，孩子的后背不要靠着家长的身体，可以锻炼其腰背部的力量。还可以在 Bobath 球（或者是直径 30~40 厘米的瑜伽球）上训练，让孩子坐在球上，家长双手扶住孩子的腰，然后向左、右、前、后方向滚动球，这可以训练孩子腰部的力量和坐位平衡能力。当孩子的腰部控制较好后，可以开始坐餐桌椅，餐桌椅不仅可以训练其坐的能力，还可以解放孩子的双手，让其在餐桌上自己吃、玩等。家长坐在床上，膝盖稍弯曲，然后让孩子坐到家长大腿上，将其双腿分开，家长双手扶住孩子的膝盖，当家长伸直一侧下肢时，孩子的躯干会向对侧旋转；同时也是对孩子坐位平衡能力的训练。

站立与步行

站立和步行的训练相对复杂，家长要在脑瘫孩子发育到可以独站独走的阶段时，多提供机会引导他们多站、多走。如果孩子出现异常姿势或步态时，则应先处理异常姿势或步态等问题。家长可以在一张与孩子身高相适应的桌子上放置一些孩子感兴趣的东西，并辅助孩子扶着桌子站立。可以反复进行俯卧位→四点跪→半跪→站立的体位转换训练，这是一个对于脑瘫孩子来说比较简单、省力的方法。家长首先让孩子趴在垫子上，在其前方放置一张小椅子，然后引导孩子变成四点跪（以手腕和膝部作为支撑点，腹部离开床面），最后孩子手前伸扶住椅子慢慢站起。待孩子站立较稳后，可以开始练习侧方行走，孩子双手扶着床沿或墙壁，分别向左侧和右侧移动。可以让他们推着椅子或助行架步行，随后再慢慢减少这些辅助，逐步开始独立行走。

对于下肢肌肉力量弱的孩子，在尝试完全独立行走之前和之后都需要加强下肢大肌群肌力。

上下台阶训练：可以先用两三本书叠成一级 15~20 厘米高的"台阶"，孩子面向台阶站立，家长坐在背后并用双手扶持孩子的双膝，辅助孩子的一侧下肢反复做"抬腿→踏上台阶→抬腿→回到原地"的动作。之后家长可以让孩子尝试上三四级台阶，先一只手由家长牵着，另一只手扶墙壁，慢慢变成仅给予一只手辅助。最好的情况是孩子能够独立用双脚交替上下楼梯。但对于情况较差的偏瘫孩子，上下楼梯的形式是非理想的，他们可能需要一些技巧，如上楼梯时健侧先上，下楼梯时患侧先下，一步一停等。

Part 8　不必苦"脑"：脑瘫孩子的家庭康复

如何改善肢体僵硬

1 抱球姿势

孩子仰卧于床上，家长一只手抓住孩子的双手双脚，并置于孩子腹部前面，另一只手扶在孩子的躯干上，缓慢地将孩子向左右方向滚动，或者抱于胸前。

2 活动关节

家长可以给孩子的大关节做一些被动活动，包括肩、肘、手腕、髋、膝、踝等。但动作必须缓慢轻柔，用手掌而非手指去接触孩子的关节。在活动时，家长可以在孩子关节活动的末端（即该关节在某一方向上已经不能继续活动，出现卡住的感觉），保持该动作10~15秒，这样可以牵伸紧张的肌肉，达到降低肌张力的效果。

3 水疗

水疗是利用水的物理特性，缓解肌肉痉挛，降低过高的肌张力，在身体不那么僵硬的同时进行其他的运动训练。水疗既可以改善异常姿势，增加运动能力，又能增强孩子的抵抗力，促进脑部发育。水疗一般会在医院里由治疗师指导进行。

4 肉毒毒素注射

A型肉毒毒素用于治疗脑瘫孩子肢体痉挛已有二十多年，有大量的研究和临床实践证明，它是一种既安全又有效的治疗方法。肉毒毒素注射只能由专业医护人员操作，家长要做的是在孩子注射肉毒毒素之后继续在家里进行训练，这样才能对孩子达到更好的治疗效果。

如何改善肢体"软绵绵"

皮肤感觉刺激

家长可以用手指快速地轻叩、刺激肌张力低下型脑瘫孩子的手背、足背和脊柱两旁的皮肤，引起身体的回缩反应。要点是快、重复、直接接触皮肤。但家长的指甲不能过长和锋利。

抗重力体位

抗重力体位指的是坐、站的体位。肌张力低的孩子很难坐稳或站立，因此有很多家长选择抱着或背着孩子，或者让孩子躺在床上，即使孩子已经不小了。其实在抱或背孩子时，孩子的肌肉是处于放松状态的，而我们要做的就是刺激这些软绵绵的肌肉。家长可以选择用特殊的座椅或轮椅，让孩子多些坐的机会，也可以扶着孩子站立或者蹲着，让下肢负重，刺激关节、肌肉，改善肌张力。但无论是坐还是站，都要尽量保证孩子的脊柱是竖直的，不能倒向一边，否则可能导致继发性的脊柱侧弯。

如何改善奇怪的姿势

剪刀步态

剪刀步态是脑瘫孩子常见的异常走路姿势，特征是在走路时双腿容易交叉而被自己绊倒，原因是其大腿内侧的肌肉即内收肌过于紧张，或伴随大腿、臀部外侧肌肉力量过弱。就如同绑在同一根棍子上的两根橡皮筋，一边松、一边紧，用同样的力去拉两根橡皮筋，棍子会偏向紧的那一边。因此，我们就需要解决这种肌肉力量不均衡的问题，加强弱的部分和放松紧张的部分。

牵伸内收肌

孩子仰卧或坐于床上，双腿伸直摆在床面，家长双手分别握住孩子双膝稍上面的部位，慢慢将其双腿分开，保持15~30秒，然后慢慢地回到原来的状态，重复10~15次。注意双腿分开的角度不要引起孩子过分疼痛，且无论是分开还是并拢双腿，过程都要缓慢，快速地牵伸反而会加重他们的肌肉紧张。

"小和尚打坐"

"小和尚打坐"也是一种牵伸内收肌的方法。孩子坐在床上或较大且安全的椅子上，采取"打坐"的盘腿姿势。家长可以坐在孩子身后，双手分别放在孩子的双膝稍上方，然后慢慢往下压，以加强牵伸的效果。家长还可以在孩子的面前放置一个小桌子，让孩子在桌上玩玩具、吃饭、看书等，分散牵伸过程中可能产生的疼痛。

侧卧抬腿

侧卧抬腿动作主要用于加强脑瘫孩子大腿外侧肌肉和臀部某些肌肉的力量。孩子侧卧于床上，健侧身体在下，瘫痪侧身体在上，双腿伸直。家长可以一只手放在孩子的骨盆上固定，另一只手在孩子瘫痪侧的小腿上，让孩子抬腿。放在小腿上的手可以给予助力，也可以给予阻力。当孩子抬不动时要帮助他们；当孩子能自己抬起时，家长可以往下压，但这种阻力不能过大，要慢慢递增，否则容易引起不必要的损伤。

"学习小螃蟹"

"学习小螃蟹"其实就是双腿的分－合训练。我们都知道，螃蟹是横行的，脑瘫孩子通过这样的侧方步行也可以减缓肌肉紧张。孩子可以扶着床边或栏杆侧行，家长也可以与孩子面对面，然后手牵手，两个人一起侧行，家长起到引导的作用。

"一步一个脚印"

在做过肌肉放松和力量训练之后，可以让脑瘫孩子练习步行。为了纠正他们错误的走路姿势，家长可以在地板上贴一些脚印的图案，双脚之间的距离约等于孩子的肩宽，让孩子踩着脚印走，通过视觉反馈来达到自我纠正的效果。

利用小枕头

在孩子入睡后，家长可以把孩子的大腿分开至与肩同宽，然后在中间放置一个小枕头卡住，这样可以对紧张的内收肌做一个长时间、小幅度的牵伸，且依从性相对较好。

膝过伸

造成膝过伸的常见原因包括：构成膝关节的骨头发生病变；膝关节控制能力差；膝关节周围肌肉的肌张力不协调等。站立、步行、上下楼梯时，都会对膝盖造成压力，而膝盖里面的软骨是不断磨损且不可再生的，在膝过伸时，膝盖受到不均衡的压力，因此会加快且加重磨损，若不及时纠正膝过伸，脑瘫孩子很快就会出现膝盖疼痛的表现，而疼痛又会使其走路的姿势出现异常，步行功能倒退或丧失。

踝足矫形器

踝足矫形器是一种特制的矫形鞋，通过给予小腿和足部支撑，引导身体的重力线回归到膝盖上，进而改善膝过伸的情况。

股四头肌和腘绳肌力量训练

在前文中有提及股四头肌的训练方法。对于平衡稍好的脑瘫孩子，家长还可以多让孩子练习半跪到站起和半蹲训练。半跪即单膝跪地，但注意孩子的臀部不能坐在小腿上，家长可以用双手扶持他们的腰部，辅助他们直腰和减少负重。半蹲是类似扎马步的动作，孩子背部贴在墙上，然后双膝稍弯曲，家长可以在一旁给予协助，防止孩子摔倒。腘绳肌训练是让孩子俯卧在床上，然后弯曲膝盖，家长可以嘱咐孩子让其脚跟去触碰臀部；之后改为站立位，家长嘱咐孩子一侧下肢向后踢腿。家长可以在孩子前方扶持其双手。

爬行训练

多让孩子在床上或干净的地板上爬行，采用四点爬，即以双手掌、双膝作为支撑点。注意不要在过软的平面上爬行，这不利于锻炼孩子的膝关节。

上下阶梯训练

让孩子双腿交替上下阶梯。注意家长应双手轻握孩子膝盖，辅助其膝盖弯曲。此外，上下阶梯还可以训练双腿的协调性。

爬坡训练

让孩子在斜坡上行走两步，然后站住，之后家长协助孩子将其脚背向上翘，使得脚掌踩于斜坡上，这样可以降低膝关节周围肌肉的张力。

尖足

尖足常由小腿三头肌痉挛引起，并造成跟腱紧张或挛缩。跟腱是我们脚后跟稍上方的一条有弹性的"筋"，再往上就是一块丰厚的小腿三头肌。处理的方法主要是牵伸放松小腿三头肌或加强足背伸肌群的力量。

如何让脑瘫孩子多动动他们的手

偏瘫的孩子通常可独立步行，而后期主要的功能障碍在于总是使用健侧手，而导致患侧手出现发育性失用。限制－诱导运动疗法（CIMT）主要是针对偏瘫型的脑瘫孩子，通过使用特殊手套限制健侧手的活动，同时诱导患侧手活动，促进患侧手的功能恢复。我们建议家长到正规的康复机构或医院配制可随时解除、透气性能佳、舒适感较好的可调节性限制手套。

一般情况下，一疗程的 CIMT 训练需要持续 2 周，每周 5 天，每天 3 小时。在这 3 小时里，家长可以设计一些游戏来诱导孩子用患侧手去活动。首先，可以是手部运动操，家长可以在一些书籍或网络视频上学习，主要是能让孩子充分地活动患侧手，包括肩关节、肘关节、腕关节和手指，如举高手、击掌、拍手、手腕旋转等动作，同时播放节奏性强的儿歌，使训练更有趣味性，一两遍的运动操之后孩子会变得活跃起来。接下来，家长可以开始一些增强力量的训练，如举高手去拍球。可从气球变为皮球，再变为篮球，随着球的重量增加，拍球的难度也在增加，不同材质的球还可以给孩子的手一些感觉刺激。另外，拔河游戏可以锻炼整个手臂的力量和手的握力，捏橡皮泥的游戏可以增强手指和手掌中一些细小肌肉的力量，这些游戏不仅是力量的训练，还是手功能的训练。最后是针对精细功能的训练，家长要让孩子安静地坐在椅子上，使其在桌上用患侧手画画、写字、用筷子将不同颜色的豆子分类、使用餐具吃饭等。在接近结束时，家长可以解除孩子的限制手套，以患侧手作为健侧手的帮助，让孩子做一些双手活动的游戏，如用患侧手拿绳子，健侧手拿珠子，做穿珠子的游戏，并引导孩子尝试将手上的东西交换，这样就可以让孩子在游戏中学会更加灵活地使用双手。简单的折纸、剪纸等也是锻炼双手灵活性的游戏。家长不一定局限于以上所提及的游戏，目前市场上有许多有趣又实用的工具、玩具可以放到训练当中,越低龄的孩子,越需要适当地更换游戏,这样才能吸引他们。此外,医生建议偏瘫孩子每年应至少进行一次 CIMT,这样才能不断强化患侧手,维持效果。

如何照料脑瘫孩子的饮食起居

喂养与进食

对于低龄或较严重的脑瘫孩子来说,他们没有自主吃饭的能力,更多是依靠家长的喂养。此时应多关注孩子的进食姿势,因为处于不良进食姿势的孩子常会出现不愿意进食、吐奶、呛咳等问题,且家长会感觉喂食是一件十分费力的事情。对于情况较好的孩子,家长则可以慢慢开始尝试让孩子坐着自己喝奶或吃东西。

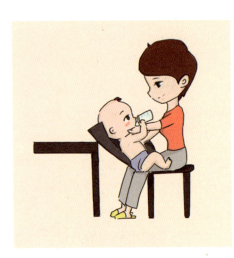

进食姿势

进食姿势不仅是孩子的姿势,还包括喂食者与孩子的相对位置、食物的摆放位置等。孩子与妈妈面对面,并且双腿分开坐于妈妈的大腿上,在孩子后背放置一个具有一定支撑力的垫子,然后靠在桌子上。注意孩子的双腿是弯曲的,可以在孩子的膝盖下垫个小枕头或毛巾卷,把下肢垫高,令膝盖弯曲,且孩子的头稍向前屈,这样的姿势有利于降低过高的肌张力。妈妈可以一手控制孩子的嘴,帮助他们张合嘴巴,另一手压在孩子的胸前,缓解孩子的紧张情绪,同时鼓励孩子自己拿奶瓶。

对于头部和腰部控制较好的孩子,即坐得比较稳,不会东倒西歪,建议让孩子在有保护的座椅或特殊配制的座椅上自己动手吃饭或用奶瓶喝奶。正常孩子在 7~8 月龄时就可以开始训练坐。家长可以为孩子准备一张餐桌椅,或是有操作台的座椅。很多脑瘫孩子使用餐具的姿势和正常孩子不一样,多是以柱状抓握(手抓圆柱体的方法)去拿勺子、叉子等,普通餐具并不适宜。家长可改良或购置一些辅助餐具，这种代偿方法会让孩子吃饭时不那么费力，增强孩子的自信心。但对于有一定功能的脑瘫孩子，仍然建议以正确的姿势和普通餐具进食。

很多脑瘫孩子还会出现口腔运动异常，主要是口唇难闭合、舌头运动减少、咀嚼肌力量弱等。家长可以让孩子咀嚼不同质地的食物，软的、硬的、光滑的、粗糙的等，食物要放在上下磨牙之间，才能诱导出"咬"的动作。在训练咀嚼的同时又可以给予口腔不同的感觉刺激。在孩子的口唇周围放紫菜、果酱等食物，让孩子主动用舌头去舔，训练舌头的运动和灵活性。家长也可以咨询康复治疗师，针对孩子的主要问题来设计口腔运动的训练。同时，还有一些专门用于训练口腔器官的器具，如压舌板、吸舌器、磨牙棒等，家长可以在治疗师那里学习之后在家给孩子做训练。

穿　衣

家长需要教会脑瘫孩子一些穿脱衣服的技巧，减少他们在生活琐事上对家长的依赖。不同类型的脑瘫孩子在穿脱衣服方面的表现也不一样，因此穿衣方法和技巧也不是千篇一律的，需要具体问题具体分析。对于偏瘫型的孩子，穿衣时应先穿患侧，脱衣时先脱健侧。所穿的衣服尽量宽松、方便穿脱，如裤腰是松紧带的裤子、上衣扣子是按扣的上衣，且衣服要放在容易看见和拿到的地方。家长在指导孩子穿脱衣服时不能急于求成，开始可以让他们配合穿衣，提高自信，然后分步骤训练。

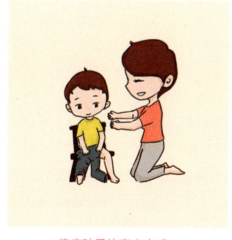

偏瘫孩子的穿衣方式

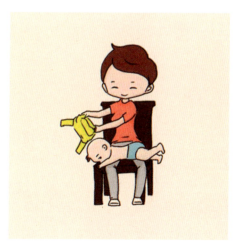

抗痉挛体位下穿衣

如厕

对于脑瘫孩子来说，能够独自上厕所解决大小便，不仅是为了保持身体的干燥和清洁，而且对增强孩子的自尊心和自信心等也十分重要。进行如厕训练需要一定的条件，脑瘫孩子的膀胱、直肠控制较慢，因此家长要在孩子开始表达尿意、便意的时候再训练他们，如观察到特殊的面部表情、双腿夹紧等情况。此外，如厕训练也需要孩子具有一定的运动条件，如能坐稳、站稳等。在训练过程中，家长要促使孩子养成定时排便的习惯，慢慢形成模式，当他们坐在便器上，就知道自己接下来应该怎么做，但需要避免在如厕时玩玩具而分散注意力。一般采取坐位排便，将便器放在墙角或三角椅内，可以帮助其身体前倾，增加其坐位的稳定性。对于能站立但平衡差的孩子，家长可以在便器旁边配置扶手、栏杆，也可以用有高靠背的椅子代替，使他们可以更自然地排便。

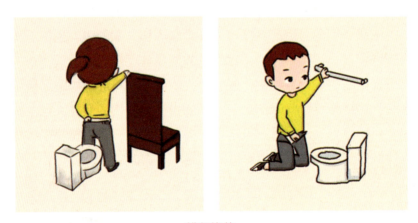

排便姿势

洗澡

对于未能坐稳，平衡和手功能都较差的脑瘫孩子，洗澡需要家长较多的帮助。

为了抑制痉挛型脑瘫的孩子过高的伸肌张力，建议孩子以俯卧位的姿势洗澡，家长一只手从孩子的腹部托住，另一只手进行皮肤的清洁。对于肌张力低下型脑瘫的孩子，采取半坐位（即后背有依靠，未完全坐起的姿势），可以选择用"沐浴床"，这样孩子的头、颈、后背都有足够的支撑，而浴盆中的水应浸泡到孩子胸部。对于不随意运动型脑瘫的孩子，他们的身体会不受控制地乱动，很难自己洗澡，家长可以让他们坐在浴盆里，并在其背部加一个固定带，建议固定孩子的躯干。

而对于能够坐稳、站稳且上肢功能尚可的脑瘫孩子，家长可以尝试让他们独立洗澡，一般采取坐位，但需要对家中环境做一些改造，如在浴盆旁边加扶手、浴室铺防滑垫等，降低滑倒的风险。此外，他们可能还需要一些洗浴用具来简化洗澡这项活动，如滑板可以帮助孩子转移到浴盆里，洗浴手套可以降低对孩子手功能的要求。

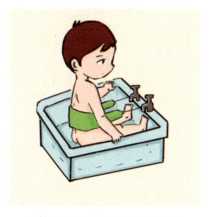
痉挛型脑瘫孩子的洗浴方式

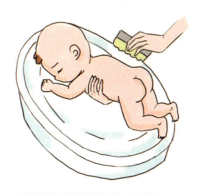
不随意运动型脑瘫孩子的洗浴方式

扶抱方式

扶抱方式也是家长在日常生活中应该注意的地方。家长在抱孩子时，应保持他们的头部端正，脊柱尽量竖直，不要压住孩子的手臂，且孩子的双手向前伸，双腿分开。在抱起高肌张力的孩子时，应先将孩子的头和身体翻至侧卧，然后扶他们坐起，最后抱起，以防孩子在被抱起时伸肌肌张力进一步增强和头部后仰。切忌仅握着孩子的手或手臂抱起，家长在这个过程中要尽量保持腰背挺直。同样，在放下孩子时应先转向一侧之后再放于床上，且一手扶着头颈部之后缓慢躺平，注意控制孩子的头部。在抱孩子时，可以令其双手环抱家长的颈部或肩部，防止头后仰；尽量不要让孩子的脸过于靠近家长的胸前，而是让孩子有机会多观察周围的环境。家长也不要将孩子抱得太紧，让他们多一些机会练习控制自己的身体。

在扶抱高肌张力的孩子时，家长可以一手托住孩子的臀部，另一手扶住肩背部,将孩子竖抱在怀里,然后将其双腿分开,放在家长的两侧髋部(骨盆处)。扶抱低肌张力的孩子时,首先让孩子背对家长,家长一手扶住孩子的臀部,另一手环抱孩子的躯干,然后让孩子的背部轻靠在家长的胸前。注意保持孩子的头和躯干都在中线位竖直。

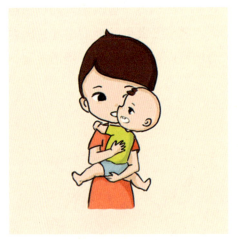

高肌张力孩子的扶抱方式

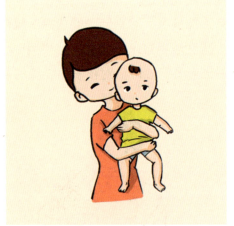

低肌张力孩子的扶抱方式

如何让脑瘫孩子多说话

不同类型的脑瘫孩子语言障碍也有不同的特点。痉挛型脑瘫孩子会因为肌张力过高,导致发音和构音器官的肌肉不能灵活地收缩和放松,因此说话结结巴巴,比较缓慢。不随意运动型脑瘫孩子可能会出现音调异常,忽高忽低,且面部表情夸张、扭曲。肌张力低下的孩子则表现为说话无力,声音微弱。

家长发现孩子存在语言问题时,首先应先筛查孩子是否有听力、视力的问题,视听感知能力是学习语言的先决条件,而且脑瘫孩子也容易存在这些问题。家长要创造适宜的语言环境,在早期阶段,家庭中的语言类型不宜太过复杂,否则容易使孩子混淆。除了听,他们也需要看和感受,有些家长因为孩子存在缺陷而过度保护,减少了户外活动,这并不利于孩子的语言接收。与脑瘫孩子沟通时,尽量使孩子处于坐位,头部能较好地控制在正中位,这需要更多的耐心。家长按照其发育阶段的水平给予言语刺激,当孩子有反应或回应时,应给予鼓励。同时除了口语刺激,家长可以利用手势、图片、实际物品等有趣的方式进行语言训练。对于脑瘫孩子语言训练的方法与常见的语言发育迟缓训练方法类似，具体可参考前文，此处不再赘述。

如何与脑瘫孩子玩游戏

无论是孩子还是成人，都喜欢玩游戏。对于脑瘫孩子而言，他们因为身体的缺陷需要做各种各样的训练，但他们始终都是爱玩的，且游戏中可以有音乐、玩具、小伙伴等，这些都能让孩子投入游戏中。家长可以在游戏中融入一些训练项目，这样既可以达到训练的目的，又可以让孩子学会怎么玩游戏、怎么遵守规则。如果是多人游戏，还可以提高脑瘫孩子的社交能力。针对脑瘫孩子设计的游戏是一种综合性的训练项目，它不仅可以改善脑瘫孩子的粗大运动和精细运动，还可以提高他们的认知能力、语言能力、社交能力。在1~1.5岁时，孩子的步行能力、手功能不断增强，他们会变得喜欢到处去"探险"，对各种物品都充满兴趣，也充满了精力，因此在这个阶段，游戏显得十分重要。

拍手游戏

将上肢和手的运动整体地联系起来，成为一套运动体操，并将指令念成顺口溜，或者配合音乐，这样会变得更有趣味性。

小手拍拍，小手拍拍，小手举起来，看谁举得最高；小手拍拍，小手拍拍，小手放背后，看谁藏得最好；小手拍拍，小手拍拍，小手抱胸前，看谁抱得最牢；小手拍拍，小手拍拍，小手往前伸，看谁伸得最直；小手拍拍，小手拍拍，小手转一转，看谁转得最快；小手拍拍，小手拍拍，拳头都松开，看谁张得最开。最后以击掌形式结束。

运物游戏

将各种各样的玩具或其他物品放在房间的一个角落，在房间的另一个角落放置储物箱，以比赛的形式，让孩子将物品运到储物箱里，看谁运的多，最后以运送物品的数量换取奖励。运送的物品可以是不同重量、不同材质的，也可以是卡片，这样除了促进运动能力的发育外，还可以多认识一些物品，从而促进认知、语言的发育。

推球游戏

推球游戏至少需要三人配合进行，脑瘫孩子坐在床上或垫子上，一位家长坐在孩子背后并扶持其后背，另外接球的对象可以是家长、其他小朋友或另一名脑瘫孩子，在来回推接球的过程中，可以训练孩子的坐位平衡、手眼协调、上肢运动等功能。

直臂支撑训练

让孩子四点跪于垫子上，家长在后方抓住孩子的腿并卡在自己的腰间，然后让孩子通过手臂的支撑来向前移动，前方需要放置一些能够吸引孩子的东西，或者另外一位家长站在前方不断鼓励孩子向前爬，也可以直接让孩子四点爬，这样能训练他们手脚的协调能力。

如何使用辅助设备来帮助脑瘫孩子

随着脑瘫孩子年龄的增长，或者经过长时间的治疗，某些功能仍然无法得到改善，此时可以开始尝试代偿的手段。简单来说，就是对于某项活动，只靠他们自己无法完成或完成得很糟糕，但通过辅助设备的帮助，他们可以独立完成，虽然完成这项活动的方式和正常孩子不一样，但可以提高他们的生活独立能力，避免继发性损伤。

座　椅

座椅，也称座椅系统，或姿势控制系统，是一种具有特殊功能的椅子，它可以为脑瘫孩子提供最适合的辅助坐位支持，从而帮助他们维持舒适正确的竖直坐位，提高孩子的生活质量。座椅通过调整脑瘫孩子的姿势来改善其各个方面的问题，避免因不良坐姿造成的继发性功能障碍。对于脑瘫孩子的身体结构而言，座椅可以改善他们的呼吸、进食能力，促进骨骼对称性发育。此外，座椅还可以"解放"脑瘫孩子的双手。在稳定舒适的座椅上，脑瘫孩子可以在操作平面上进行各项活动，如进食、玩玩具、画画、阅读等，同时也为孩子提供了较好的视野范围，有利于孩子的认知功能和社会交往能力的发育。

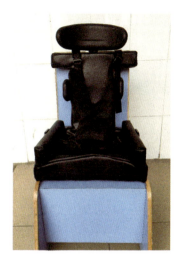
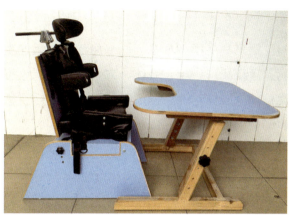

座椅

脑瘫孩子的情况各不一样，因此他们的座椅都是个性化设计的。座椅的配制需要家长带孩子到医院或医疗机构由专业的治疗师和工程师为其量身定做，且座椅的设计与孩子的康复目标一致。座椅具有可调节性，随着孩子的生长发育或功能改变而变化，它的各个配件可以自由组合，还可调整位置和支持框架的高度。

对于具有一定步行能力的脑瘫孩子，随着年龄的增长，他们的身高、体重都在增加，这将导致他们在独立步行过程中消耗的能量越来越多，因此长距离的移动对他们来说是非常辛苦的。在5~7岁的时候，可能需要借助座椅或轮椅来帮助他们更好地移动。由于他们有较好的头部、腰背部控制能力和上肢功能，他们的座椅一般只需配备结实的坐垫、背垫、骨盆固定带就可以了。如果是坐位功能较差的孩子，可以增加胸垫、肩部固定带等来帮助其竖直躯干。如果是认知功能较好的脑瘫孩子，家长可以考虑配置孩子自己推行的座椅系统。根据不同需求，这些座椅可固定在轮椅、推车、小汽车等相应的地方，以增加脑瘫孩子的活动范围。

对于不能独立维持坐位或头部控制较差的脑瘫孩子，他们的座椅需要一个可以倾斜的底座，方便座椅整体向后倾斜，孩子就可以在座椅上休息，还需要配备头垫、胸垫、大腿垫、大腿外展垫、骨盆固定带、肩部或上胸部固定带、扶手、餐盘等。此外，脚垫不需要设置成可收起的，底座的前轮建议使用小码的，以便家长推行。

矫形器

矫形器的类型很多，而脑瘫孩子常用的主要是四肢的矫形器，主要作用是矫正畸形、稳定肢体，或者防止、减缓和减少继发性畸形等，以及可代偿部分肢体功能。脑瘫孩子特别是四肢瘫和偏瘫者，常存在肘、腕屈曲挛缩变形的问题，而上肢矫形器可以起到持续牵伸挛缩肌肉的作用，从而改善上肢的功能，其中腕手矫形器可以限制腕屈曲下垂，并使拇指处于适合抓物的位置，能大大地改善手部功能。常见的下肢矫形器是踝足矫形器，就像鞋子一样包住孩子的小腿后部、踝部和足底，尤其适合尚有步行功能的双瘫、偏瘫型的脑瘫孩子，它可以矫正足部畸形、改善异常的步态、牵伸小腿三头肌与跟腱等，辅助脑瘫孩子更好地站立和步行。

日常生活辅助器具

日常生活辅助器具包括：①穿衣用辅助器具，如穿衣钩、系扣钩、魔术贴（代替纽扣、拉链、鞋带等）、穿袜器、鞋拔等。②进食用辅助器具，如弹簧筷子，加粗手柄的刀、叉、勺子，弯柄勺、成角勺，带吸管夹及吸管的杯子，"C"形握把杯，防洒碗，带碟档的碟，自动喂食器等。③如厕用辅助器具，如轮椅式便池、坐便器、加高坐便垫、扶手等。④洗浴用辅助器具，如洗澡椅、长柄刷、双环毛巾、洗澡手套、防滑垫等。⑤个人卫生用辅助器具，如剪指甲辅助器具、手柄加长或成角的梳子及牙刷、搭配万能袖套的剃须刀等。⑥阅读用辅助器具，如书夹、翻书器等。⑦书写用辅助器具，包括加粗笔、免握笔、敲键棒、单手输入键盘、加大键盘、追踪式鼠标、摇柄式鼠标、吹吸口控鼠标等。⑧交流用辅助器具，如听筒免握具、沟通板等。

Part 8 不必苦"脑":脑瘫孩子的家庭康复

脑瘫能治好吗

脑瘫最后会怎么样

有研究显示,半数以上的脑瘫孩子可以进行基本的日常生活。脑瘫孩子随着年龄的增长,其社会生活能力明显提高,但与同龄孩子相比,两者的差距仍非常明显。运动功能越差、活动受限程度越重的孩子,其社会生活能力表现得越差。偏瘫型脑瘫、粗大运动功能分级系统水平Ⅰ级的孩子社会生活能力接近正常的约占80%,这部分孩子可以与同龄孩子一起在常规的学校就读。脑瘫孩子的粗大运动功能分级水平与其社会生活能力呈负相关,即粗大运动功能分级水平等级越低,其社会生活能力越好。

对脑瘫的预后判断不能单靠诊断或者影像学检查。脑瘫的改善与否不仅和疾病本身有关,也与得病之后的处理及环境密切相关,因此脑瘫的预后与多种因素相关。①脑部损伤的程度:重症脑瘫孩子存在的问题非常多,除了严重的运动障碍,还可能伴有吞咽障碍、骨骼畸形等,且身体虚弱,容易患有呼吸道感染性疾病等,因此,他们的预后就会比轻度脑瘫孩子要差。②是否早发现、早治疗:早期孩子的各项发育还在进行当中,大脑的可塑性更强,改善运动功能的可能性较大,及时采取治疗措施,对其日后的生长发育更加有利,若未能及早发现并治疗,他们的功能会更加落后,甚至倒退,并可能由此出现一些继发的损伤。③康复治疗:对于脑瘫孩子而言,改善功能是第一要务,他们需要的是综合性的康复治疗,包括物理治疗、作业治疗、言语治疗、药物治疗、传统康复治疗等,对于达到手术适应证的孩子还需要进行手术。④预防:一级预防是防止脑瘫的发生,如避免各种产前、产中、产后的危险因素,防止感染等;二级预防是在脑瘫发生之后,及时采取各种措施来防止残疾的发生,最大限度地减少脑瘫孩子的功能障碍;三级预防是指已经发生残疾的脑瘫孩子,最大限度地发挥其现有的功能,通过教育、职业、社会康复等综合措施,使残疾不至于变成残障。⑤社会因素：包括家庭对脑瘫的认识、对改善脑瘫的愿望、家庭的经济情况、社区康复开展的情况、社会的支持程度等，环境是一个复杂的因素，但也承担着相当重要的角色。

　　脑瘫的预后并非想象中那么一锤定音，我们只有掌握正确的方法，持之以恒，尽最大的努力去帮助和鼓励他们，才有可能让他们步入学校和社会，减轻家庭和社会的负担。

（编者：邱慧莹；审稿：徐开寿　何　璐）

Part 9

"星星"之火：儿童自闭症的家庭康复

1 怎么知道孩子得了自闭症
2 自闭症有哪些表现和危害
3 怎样对自闭症孩子进行家庭康复
4 自闭症能治好吗

1 怎么知道孩子得了自闭症

什么是自闭症

自闭症的学术名称为孤独症谱系障碍，2014年美国疾病控制和预防中心报道，美国患自闭症的孩子的数量比预想的还要多，大概每68个8岁孩子中就有1人（14.7‰）罹患自闭症，比2012年所报道的11.3‰约高出30%。而2020年，美国疾病控制和预防中心报道，每54个孩子中就有1个自闭症儿童，近几年这一数据持续上升。

现在医学界普遍认为："持续的相互的社会沟通及社会交往损害"与"限制和重复的行为模式"是自闭症的核心表现，可伴随患者终身，会严重损害患者与他人交流的能力。

如何早期识别自闭症

自闭症的诊断重点在于对孩子各种行为的观察。孩子到了3岁以后，各方面能力的稳定性比较高，此时确诊自闭症是比较可靠的。对于家长而言，孩子长年不说话或说话迟或许是较为强烈的就医驱动力。但对于疾病早期或不典型的患自闭症的孩子，多数家长则难以发现孩子的问题，造成了就医时间的延误。

有些学者注意到，异常行为并不是患自闭症的孩子的早期表现，该出现正常发育行为时没有出现才是他们的早期征象。所以，家长尤其应该注意孩子的"社交语言发育里程碑"，一旦发现孩子的发育迟缓，就必须立即干预。我们将一些关键月龄的常见症状总结如下。

❶ 2~3月龄的孩子：正常孩子和父母玩耍时会微笑，妈妈喂奶时会注视，会观察他人的面部。患自闭症的孩子几乎没有或很少微笑，被逗弄时无反应，很少注视他人。

Part 9 "星星"之火：儿童自闭症的家庭康复

2
4~6月龄的孩子：正常孩子开始区分熟悉和不熟悉的面孔，会有一些亲疏感，喜欢被妈妈拥抱；患自闭症的孩子则没有明显亲疏感，对亲人较冷漠，不会向妈妈索取拥抱。

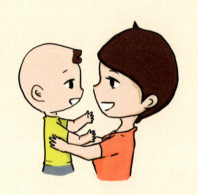

正常孩子的目光对视

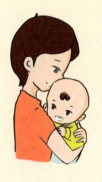

正常孩子依偎在母亲的怀抱

3
7~9月龄的孩子：正常孩子喜欢与他人玩互动游戏，如躲猫猫，会用笑和哭闹来表示开心和不开心，惧怕陌生人；患自闭症的孩子则对他人的互动缺少兴趣，更喜欢与物品进行互动，不能按照玩具的玩法去玩，不能理解面部表情，不怕陌生人。

4
10~12月龄的孩子：正常孩子能理解一些简单指令，如"拜拜、给"等，可以听懂别人喊自己的名字，听到别人聊天时，他们会顺着声音看过去；有一些肢体语言，会点头表示"要"，摇头表示"不要"。患自闭症的孩子则不能理解简单指令，不会玩假装游戏，很少用点头及摇头示意，肢体语言不丰富。

5 13~18月龄的孩子：正常孩子会有意识地叫"爸妈"，能执行简单指令，会简单模仿，会用食指指向自己需要或有兴趣的事物；患自闭症的孩子则不会说话，或者发一些无意义的音，不会模仿，不会用食指指物。

6 19~24月龄的孩子：正常孩子对同龄的小朋友很感兴趣，能在一起玩一些合作性的游戏，如搭积木，会安慰他人，会说短语；患自闭症的孩子则情感淡漠，对同龄小朋友不感兴趣，甚至会回避，仍无有意义的语言，不会说短语。

如果发现孩子身上出现以下突出表现，家长就需要引起重视了：①3月龄不能被逗笑；②6月龄叫其名字无反应；③1岁仍不能用食指指物，不会用点头、摇头示意"要"和"不要"；④1岁半不会有意识地叫"爸""妈"；⑤2岁仍不能说短语（动词+名词的句子）。

一旦发现孩子有自闭症的倾向，需要尽快到医院找医生做专业的自闭症筛查评估。

表9-1是简易版的自闭症筛查量表（CHAT），可以作为简易筛查的工具使用。

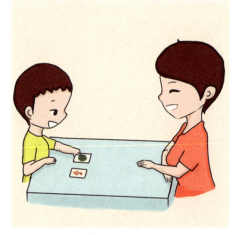

正常孩子的互动游戏

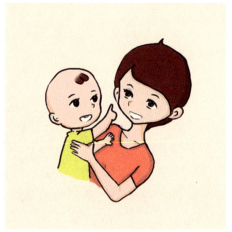

正常孩子用食指指物

Part 9　"星星"之火：儿童自闭症的家庭康复

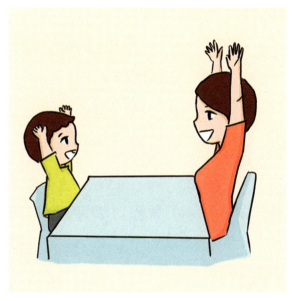

正常孩子的模仿行为

表 9-1　简易版的自闭症筛查量表（适合 18 月龄以上的幼儿）

给父母亲的几个问题

1. 您的孩子曾经玩过"假装"游戏吗？如用玩具茶杯假装喝茶。

2. 您的孩子曾经用食指去指过他们需要、喜欢或感兴趣的东西吗？

3. 您的孩子对别的小朋友感兴趣吗？

4. 您的孩子喜欢玩"躲猫猫"游戏吗？

5. 您的孩子曾经拿过东西给您或向您展示过什么东西吗？

如果以上问题的答案有两个或以上是否定的，怀疑自闭症。

医生的观察

1. 在诊室里，孩子与您有过目光接触吗？

2. 吸引孩子的注意力，然后指向房间对侧的一个有趣的玩具，说："嘿，看，那里有一个小汽车（玩具名）。"观察孩子的面部表情，孩子有没有看您所指的玩具。

3. 吸引孩子的注意力，然后给孩子一个玩具小茶杯和茶壶，对孩子说："喝一口茶吧。"观察孩子，看他们有无假装倒茶、喝茶等动作（也可以用其他的玩具）。

4. 问孩子"灯在哪里"或说"把灯灯指给我看看"，孩子会用自己的食指指灯吗？

如果以上问题的答案有两个或以上是否定的，怀疑自闭症。

2 自闭症有哪些表现和危害

最核心的表现——社交障碍

自闭症的诊断必须具备的条件就是社交障碍，这也是患自闭症的孩子最为核心的缺陷。社交障碍的具体表现如下。

婴儿期（1岁以前）

在这个时期，患自闭症的孩子身上并无异常的行为，只是一些该出现的正常行为不出现或延后出现。

不喜欢对视

患自闭症的孩子在小时候就很少与家长进行亲密的眼神交流（目光注视的时间短或者根本不看），有时甚至会出现目光回避，有的家长强行将孩子的面部转向自己，但孩子的眼睛也是看向其他地方。

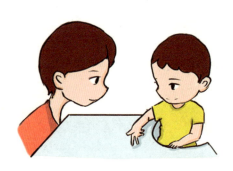

与患自闭症的孩子的目光对视

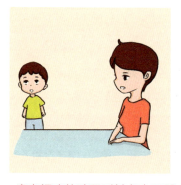

患自闭症的孩子叫其名字无反应

不理会别人喊他们的名字

很亲近的人叫患自闭症孩子的名字也不会被他们理会，不会转头或咿呀地应答，好像不是在叫他的名字一样，但前提是孩子的听力正常。有的家长发现喊孩子的名字确实有一些反应，如"孩子，上街街啦"，他马上就过来了,其实这不是对名字有反应,是对他们感兴趣的"上街街"有反应。

对亲人没有亲密感

10月龄大的患自闭症的孩子对自己的爸爸妈妈等亲人似乎并不亲近,也不主动伸手要爸爸妈妈抱抱,即使爸爸妈妈把他们抱在怀里,孩子的身体也不是主动往爸爸妈妈身上靠。爸爸妈妈出现或者离开孩子的视野,孩子也不在乎,不会出现那种兴奋或悲伤的情感,缺乏正常孩子对亲人的依恋。

手势动作、肢体语言缺乏

患自闭症的孩子不会用手指(食指)指向他们感兴趣的东西或要去的地方,不会用手"拜拜",即使会,动作也很僵硬,或者手心向里"拜拜"。下图所示的是患自闭症的孩子和妈妈再见时的姿势,可以看到孩子的掌心是向里的。

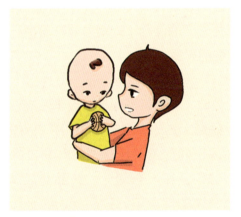

拥抱患自闭症的孩子的表现

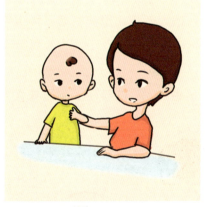

患自闭症的孩子的再见手势

语言发声异常

患自闭症的孩子在6~7月龄时,仍不会咿呀学语,到了8~9月龄时仍不会发"baba""mama"的音,到了1岁还不能看着爸爸妈妈叫"爸爸、妈妈",即有意识地叫爸爸、妈妈。

不怕陌生人和陌生环境

患自闭症的孩子在陌生的环境中通常没有正常孩子那种不适感,对陌生人的拥抱不拒绝、不退缩,缺少对陌生人的焦虑情绪。

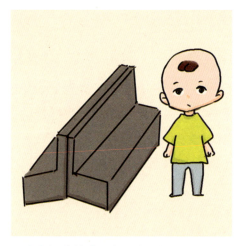

患自闭症的孩子在陌生环境下的场景

幼儿期（1~3 岁）

患自闭症的孩子不管是在语言、智商还是社会交往方面，与同龄孩子都有很大差距，且还有很多情绪和行为方面的问题，如精力很旺盛、一言不合就发脾气。以下是一些具有代表性的表现。

把大人的手当成工具使用

患自闭症的孩子如果需要大人帮忙时，不会试图通过交流来完成，而是把大人的手当成工具使用。例如，患自闭症的孩子想要打开易拉罐，他们会在没有沟通，甚至没有眼神交流的情况下，拉起大人的手，直接把大人带到物件所在的地方，有时会牵着大人的手指向易拉罐（注意不是自己指，而是用大人的手指向易拉罐），或者拿着易拉罐放到大人手上，之后把大人的手搭在上面示意打开。此时，大人的手只是一种工具，患自闭症的孩子完全不理解人和工具的区别。

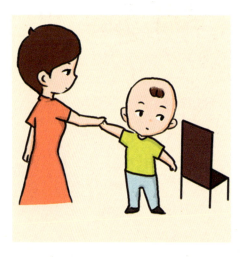

患自闭症的孩子需要帮助时的场景

不炫耀、不展示

患自闭症的孩子不会拿自己感兴趣的食物或玩具向爸爸妈妈展示或炫耀。完成一项任务如搭完积木后，不会看向妈妈讨要表扬，穿了新衣服、鞋子也不会指给爸爸妈妈看。

无意识、不符合场景的语言

患自闭症的孩子在幼儿期的语言仅仅是一些无交流意义的发音。曾有一位患自闭症的孩子，在诊室看到医生说的第一句话是"爸爸叫你要吃饭哦"。这个时候爸爸解释说，这句话是3天前晚上吃饭时，他对患儿说的。这种现象叫作延迟性的仿说，也是患自闭症的孩子语言的一个特点。

莫名其妙地哭、笑

例如，坐汽车时，突然笑起来，总是让周围的人感到很奇怪："这孩子怎么突然笑起来了，这里并没有什么值得好笑的事情啊"。

不顾危险

例如，患自闭症的孩子常在超市或公园随意乱走，不听指挥；在野外如果不拉着孩子的小手或不看着他们，他们很容易走丢；他们甚至可以独自走到大街上，不怕车辆；到陌生人家里和在自己家里一样，到处东摸西摸，乱翻东西；一些危险用品如小刀、火，他们也拿着玩，对他们警告过后仍然我行我素。

不会或者很少模仿

例如，老师发一些很简单的"拍拍手""跺跺脚"的指令，患自闭症的孩子不会跟着模仿。或者当时记住了，过一会儿才会出现这些模仿动作，这称为延迟模仿。

学龄前期（4~5岁）

患自闭症的4岁孩子，通常都会进入幼儿园学习，这时的交流与同龄正常孩子相比就明显落后，而家长接到老师的投诉也比较多。这些孩子的异常表现通常集中在以下5个方面。

不合群

这类孩子通常喜欢一个人玩，他更关注的是自己感兴趣的事物。别的孩子都听话地去排队、等候，他站一会就跑去其他地方了，甚至上课的时候都不能安静地坐在自己的座位上。他们常常不听老师指挥，随心所欲地做自己喜欢的事情。所以，家长经常接到老师这方面的投诉！

性子急，脾气大

这类孩子想要的东西就一定要得到，要不然就哭闹或直接躺在地上，甚至用头去撞地、撞墙，直到得到自己想要的东西为止。患自闭症的孩子如果看到自己喜欢的玩具，会非常粗鲁地直接抢夺，不会征得别人同意，甚至会出现推倒、弄伤其他小朋友的事件。

不会安慰、关心他人

正常孩子在这个年龄段已经懂得关心、安慰他人，但患自闭症的孩子受伤后不会跑向妈妈寻求安慰。自闭症的孩子看到妈妈伤心、难过或受伤，也同样表现得漠不关心。只有饥饿、口渴时才会从自己的世界里走出来，得到满足后又重新回到自己的世界里去。

似乎很能干

大部分时候都能自己一个人拿到自己想要的东西，家长有时候觉得很满意，因为孩子能自己做自己的事情。只有在东西够不着，或者需要他人帮助的时候，才会想到找人"帮忙"。就像前面所讲的，他们会把大人当作自己工具的延伸，根本没把大人当成交流的对象。

语言少

正常孩子在 4 岁时已经掌握了大量的词汇，患自闭症的孩子常常是自言自语、鹦鹉学舌，说一些不符合场景的、别人听不懂的话。

这里只列举一些各个年龄段孩子的社交障碍的表现。每个孩子都是不一样的，并且这些症状出现的时间也有早晚，需要爸爸妈妈在日常生活中仔细观察。

最异于常人的表现——狭隘兴趣和重复刻板行为

患自闭症的孩子往往对玩具或游戏不感兴趣，或者玩玩具和游戏的方式非常特别，表现为对某些事物或活动有超乎寻常的兴趣，活动和行为显得重复、刻板，甚至固执，或者做事情有固定的仪式、顺序。总体来说，这些重复刻板的行为可以归纳为以下 3 个方面。

Part 9 "星星"之火：儿童自闭症的家庭康复

自身的重复和刻板的动作

这类孩子通常表现为喜欢摇手、看手；喜欢看旋转的发廊灯、LED 灯、霓虹灯；喜欢眯着眼睛或斜着眼睛看东西；喜欢摇头或摇晃身体；喜欢在床上或沙发上反复上下；喜欢自己转圈或绕着某个东西转圈；喜欢踮脚走路；喜欢去摸墙壁、丝袜类东西；喜欢闻一些东西；听到一些在常人看来能接受的声音时会害怕，如某个亲戚的声音或吹风机的声音等。

施加在其他物品上面的重复、刻板行为

这类孩子常见的表现有喜欢反复按开关、按钮；喜欢重复去开关门、开关抽屉；喜欢重复把鞋子、玩具车排列整齐；喜欢重复把碟子、积木叠得很高；喜欢看同一个新闻、广告和动画片；喜欢收集一些怪异的物品，如广告宣传单、树根、药盒；喜欢重复背诵一首儿歌或唐诗；喜欢将东西塞进缝隙里或洞洞里；喜欢走固定的路线去某个地方，换个方向就不愿意了；吃饭喜欢用固定的碗筷、坐固定的位置；喜欢反复乘坐电梯和坐摇摇车等。

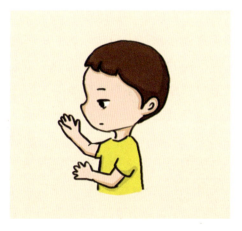

患自闭症的孩子的自身刻板动作

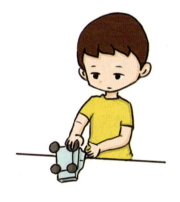

患自闭症的孩子施加在其他物品上的重复、刻板行为

重复干某事和强迫性的思维

这类孩子通常表现为选择性地听指令，对于自己感兴趣的指令能很快执行，不感兴趣的指令当作没听见；严重偏科，对于自己喜欢的科目或学

业十分专注，其他学业一概不学；喜欢研究地图、公交路线、地铁路线；对某些标志很感兴趣，如汽车、家电标志；每天都重复地画相同的人物或事物；与别人交谈时，只说自己感兴趣的话题，别人厌烦了也不理会，一直讲；语言上也表现出自问自答、重复提问等。

一般在医生问诊时，家长向医生陈述最多的就是孩子的刻板行为，而没有把关注的重点放在孩子的社交表现上面。通常情况下，孩子只有在一个人的时候才会做一些事情来打发时间，因为做的事情比较重复、单调，才会形成刻板行为。所以，问题的关键还是社交。如果孩子一直处于和别人的互动当中，他们的刻板行为自然就会越来越少，并且有些重复、刻板行为并不急需矫正。所以，总体来说，矫正孩子刻板行为最好的方式还是社交训练。

最容易被关注的表现——不说话或说话迟

家长最关心的问题就是孩子的语言问题，像"他们理都不理人、一点也不听话"等问题，很多家长都显得不够关心。但我们并不能通过说不说话来判断自闭症，因为临床上有很多语言能力很好的患自闭症的孩子。以下3个方面可以用来判断孩子的语言水平是否正常：①患自闭症的孩子会说一些没有任何意义的语言和一些让人听不懂的话。②患自闭症的孩子会有简单的语言表达，但不用于交流，大部分都是一些不符合场景的"广告语"或延迟性的仿说。③患自闭症的孩子有交流语言，但思维过于刻板。这些孩子的语言能力往往很好，可以滔滔不绝地说，但思维很局限，总是说他们自己感兴趣的内容，即使别人不愿意再听下去；他们往往只理解字面上的意思，不懂得婉转地表达自己的思想。

"语言"是一种社交工具，如果孩子的语言功能不好，那么他们就不愿意去主动交流，他们更愿意待在自己的世界里，把自己封闭了起来。我们要做的就是打破他们这种孤独的状态，"逼着"他们交流，这样做孩子其他的能力才会好起来。当家长真正接受了孩子的诊断时，就要真正行动起来，与自闭症做长期的斗争！

自闭症对孩子的危害不容忽视

自闭症带来的危害根据孩子病情的严重程度有所不同。治疗环境也会对孩子的转归造成了重要的影响。这些孩子未来的生活能力根据严重程度大致分为以下5种类型。

生活不能自理

生活不能自理的原因有很多,如家庭经济条件差,无法得到合适的训练;家长相关知识薄弱,经常打骂患自闭症的孩子,以致孩子行为问题越发严重;患重度自闭症的孩子,其病情太过严重,同时合并其他疾病如智力障碍等。

生活小部分能自理

孩子可以完成各项基本生理活动,但不具备外出活动的能力,外出活动必须由家长陪同。

生活大部分能自理

孩子成年后能完成简单的工作,但仅限于特定的工作,很多时候需要在别人看护下才能完成。

生活基本能自理

孩子基本能够独立完成生活、学习以及工作,但需要选择特定的工作种类,需要一定的社会支持,如电脑编程员、图书管理员等。这些工作并不需要太多的社交技巧,而且很多有重复、刻板行为,对他们而言,刚好符合他们的特点,他们并不觉得枯燥无味,而且能够完成得很好。

独立生活自理

孩子能够达到不同程度的独立工作和生活的能力。虽然在社交方面会存在一定的欠缺,但对其独立性影响不大。

对于某些患自闭症的孩子,在确诊后还需进行长期跟踪和随访,并不断和家长、治疗师一起努力,对患自闭症的孩子的干预方法、干预方向进行总结、指导和整改,找到更适合的方法,来更好地帮助患自闭症的孩子改善预后。

怎样对自闭症孩子进行家庭康复

美满的家庭是幸福生活的起点

家庭对于正常孩子来说是非常重要的,对于患自闭症的孩子更是如此。无论患自闭症的孩子是否进入康复机构或医院接受训练,都离不开家长的参与。家庭的情感支持对于患自闭症的孩子有着莫大的作用,

虽然自闭症的原因暂不明确,也没有特效药,但情感就是他们的精神药物,尤其是来自家庭的情感。家长可以动员全家,利用一切可能的条件,随时随地展开训练,让训练最自然、方便、经济。只有长期坚持下去,才能让患自闭症的孩子有个幸福的未来。

被诊断为自闭症的孩子的家长应该做些什么?

①立即行动起来!②照顾好自己。只有照顾好自己,才能有更多的精力去照顾和帮助孩子,如果家长倒下了,就更加没希望了。③学习,学习,再学习。家长应该多看有关自闭症的书籍或多参加有关自闭症的培训或讲座,这样才能够更加了解自闭症。④寻求帮助。家长可以去咨询相关医生或治疗师,让他们告诉自己应该怎么做,或者去参加机构培训。⑤尽早开始干预。干预越早,效果越好。

家庭康复训练的误区

家长对自闭症孩子的康复训练存在以下误区:①忽视了孩子的生活能

力、行为控制能力方面的训练。例如，孩子能在家中如厕，却不能在别的场所如厕。②忽视了孩子的主动表达，而过度强调孩子模仿别人说话。由此造成的结果是孩子鹦鹉学舌，不能学会用语言与人交流。③家长不够耐心，经常吓唬或者打骂孩子。④滥用强化物。

自闭症的治疗原则

在对患自闭症的孩子进行康复训练时，应遵循以下原则：①早期干预，最好对孩子进行早期诊断及干预训练；②密集训练，每天都干预训练，每周干预时间不少于20个小时；③个体化训练，因患自闭症的孩子个体差异大，建议在医院进行能力评估后进行个体化的训练，更有针对性；④专业康复机构与家庭相结合，在专业医务人员的指导下，结合家庭康复训练，有利于患自闭症的孩子得到更好的治疗；⑤强调以社交训练为核心，以认知、行为、情绪为重点；⑥强调心态，全家参与，分工合作，尽可能把家人的生活与康复训练有机结合起来；⑦不要让孩子一个人待着，时刻保证孩子身边有家人与他们训练或互动等。

自闭症的家庭康复方法

针对患自闭症的孩子的具体治疗方法有很多，包括应用行为分析、构造结构化教学、早期介入丹佛模式、地板时光、人际关系发展干预及自闭症的其他治疗方法。

应用行为分析

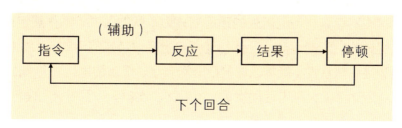

回合尝试教学

应用行为分析（ABA）是应用非常广泛的一种自闭症教学方法，应用行为分析的具体操作是通过行为改变技术教学体系来实现的，其核心为回合尝试教学（DTT）。

DTT 的基本原理是把复杂的技能进行拆分，把一个具体的行为分为几个简单的步骤，分回合进行训练，并最终获得综合能力。我们通过一个非常经典的例子来说明如何运用DTT的技术来提高孩子的技能。第一步，对孩子发出指令，如"小明，拍手"。第二步，观察孩子的反应——孩子拍手或没拍手。第三步，针对孩子反应的正确与否给予奖励、辅助、示范。如果孩子拍手了，给予强烈的口头表扬或食物奖励；如果没拍手，加以提示、辅助。如果在提示、辅助下，孩子拍手了，给予一般口头奖励。第四步，在训练记录表上进行记录。

该方法对于患自闭症的孩子的认知理解、表达等方面的提高有很大作用。需要特别说明的是，在对孩子发出指令的时候注意指令的统一性（每次发出一样的指令），而且不能重复（每个回合只发出一次指令），同时需要与强化物相结合（奖励）。

构造结构化教学

构造结构化教学指安排有组织、有系统的学习环境，利用视觉提示，通过个别化学习计划，帮助患自闭症的孩子建立个人工作系统和习惯的一整套教学方法。对于患自闭症的孩子来说，他们有独特的行为方式及认知特征，而这些独特的行为记忆认知需要设计独特的教学环境、教学程序以及教学方式和方法。结构化教学主要包括布置结构化环境、课程安排、视觉提示、时间程序表等方面。

布置结构化环境

患自闭症的孩子的行为刻板、遵守常规、不容易接受变化，结构化教学利用这些特点，将他们所处的环境划分为不同的区域、事先规定在特定的区域里进行特定的活动，让他们逐渐自觉完成特定的活动，大大提高训练的自觉性和依从性。基本区域包括时间表区、个人辅导区、个人工作区、游戏区、活动区（大肌肉活动室）、音乐区、饮食区、卫生区、睡眠区等，如下图。

为了达到这样的环境安排，需要对家庭或训练室进行相应的改造和布置。根据家庭的实际面积、结构、房间来安排各种不同的区域，家庭条件好的可以以一个房间为一个区域，条件差的可以通过简易的环境改造来安排各项课程的空间。例如，同一个空间，只换成不同颜色的地毯等，就可以变成另一个功能区域，这样有利于孩子明确区分在不同区域该干什么事。

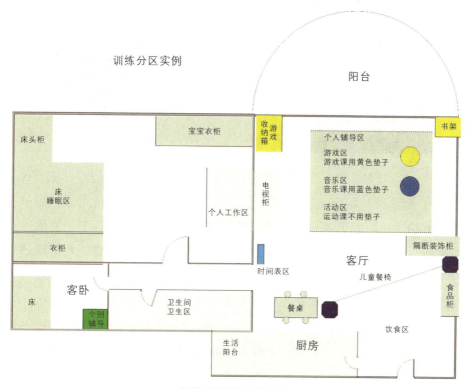

结构化环境布置举例

课程安排

课程的形式一般有个人辅导课、游戏课、运动课、音乐课、小食课、个人工作课等。

🌸 **个人辅导课**：每天 3~5 次，每次 10~30 分钟。训练开始的时候，有些患自闭症的孩子很难坐下来学东西，所以，家长应该给孩子一个适应的过程，根据孩子的进步情况，逐渐增加课程的内容及时间。

🌸 **游戏课**：每天 3~6 次，每次 20~30 分钟。游戏课能够提高孩子对人的兴趣，改善孩子的社交能力。家长应该和孩子面对面坐在垫子上，尽量选择孩子喜欢的玩具或游戏，模仿操作。家长动作表情应该夸张，才能足够吸引孩子，让孩子注意到家长，慢慢接受家长。之后家长可以慢慢加入一些简单的规则，具体得看孩子目前的情况，最后再专门设定游戏规则。

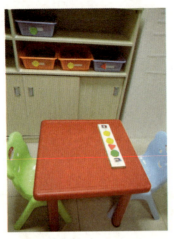
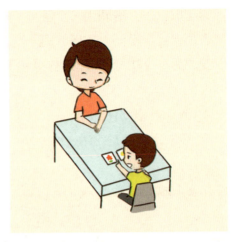

个人辅导课教具的摆放以及场景的布置　　个人辅导课举例

🍀 运动课：每天1次，每次20~30分钟。运动课不仅可以训练孩子的大运动，还可以训练孩子的依从性。例如让孩子抛球20个，当孩子不能完成时，家长可以事先告诉孩子要抛球20个，分成两组；如果孩子哭闹不肯做，就要考虑是否难度太大，家长可以辅助他们完成，但不能因为哭闹就停止不做，这样就达不到训练依从性的目的。

🍀 音乐课：每天1次，每次15~20分钟。音乐课也可以穿插在游戏课中，改善孩子的模仿能力、语言能力及情绪调控能力等。

🍀 小食课：每天1~2次，每次20~30分钟。小食课不但可以教会孩子进餐技巧，还可以教会孩子有关食物的知识，同时教会孩子与别人分享食物等。

🍀 个人工作课：每天1次，每次30分钟。它与个人辅导课有一定区别，内容应该选择孩子已掌握的，让孩子一个人做，而个人辅导课主要针对没掌握的、不会的、需要辅助的内容进行学习。所以，个人辅导课和个人工作课不能在同一个地方训练，要让孩子区分出两者是不一样的。

这些教学课程的内容可以在医生的帮助下，根据孩子的能力评估进行制订，并随病情变化而调整。表9-2是一天训练课程安排记录举例，供大家参考。

视觉提示

患自闭症的孩子一般都具有视觉优势能力，在整个教学过程中使用视觉提示，让孩子通过视觉优势，更容易接受各种信息，来降低教学的难度，这正是结构化的一个重要特点。

表9-2　一天训练课程安排记录举例

时间	课程	内容	表现
8：00-9：00	生活自理	起床、洗漱、进食	
9：00-9：30	个人辅导课	读卡片、物件配对、持物模仿	
9：30-10：00	运动课	投球、踢球、原地跳	
10：00-10：30	小食课	坐在椅子上吃点心或水果	
10：30-11：00	个人辅导课	读卡片、拼板、持物模仿	
11：00-11：30	游戏课	冲豆袋、蚂蚁上树	
11：30-12：00	个人工作课	捡豆子、拼水管、拼雪花片	
12：00-12：30	午餐	坐在椅子上进食	
12：30-14：30	午休		
14：30-15：00	音乐课	奥尔夫音乐	
15：00-15：30	个人辅导课	读卡片、物件配对、持物模仿	
15：30-16：00	游戏课	吹泡泡、敲击飞人	
16：00-16：30	个人辅导课	读卡片、拼板、持物模仿	
16：30-17：00	户外运动	玩滑滑梯、荡秋千	
17：00-17：30	游戏课	走走停、捉迷藏	
17：30-18：00	晚餐	坐在椅子上进食	
18：00-18：30	个人辅导课	读卡片、物件配对、持物模仿	
18：30-20：00	社交活动	散步或和别的孩子玩耍	
20：00	睡觉		

时间程序表

使用时间程序表是让孩子通过"看"图形显示的时间表，明白某段时间将会发生的事情，减少焦虑；通过变换时间表的流程，让孩子减少固执行为。

❀ 常规：常规指日常生活和学校的习惯及规律。帮助患自闭症的孩子建立有意义、有次序的行为习惯，以便给他们的学习和行为带来好处。如"完成""从左到右""从上到下"等，这些都是常规。家长可以从教具的准备和摆放等过程中进行，如篮子的摆放遵循"从左到右，从上到下"的规则。

儿童发育迟缓家庭康复

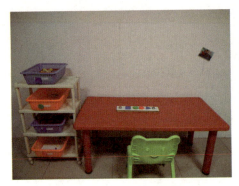

个人工作课场景的布置

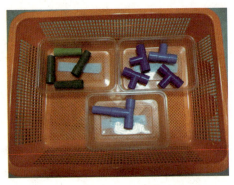

进行视觉提示的教学教具

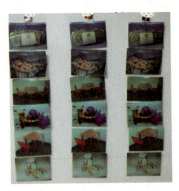

时间程序表

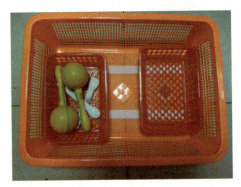

常规训练教具，从左至右

❀ 个人工作系统：个人工作系统是一个有组织完成并自发建立独立工作技巧的系统。个人工作系统可以告诉患自闭症的孩子需要完成的工作是什么，有多少工作要完成，明白完成该工作的重要性，完成工作后将会发生什么。

早期介入丹佛模式

早期介入丹佛模式是一种发展的、以关系为基础的自闭症干预方法。该方法可以锻炼患自闭症的孩子的社交、语言能力等，适用于1岁至学龄前期的孩子。干预之前需要对患自闭症的孩子进行专用课程评估，建议每次1~2小时，每周20~25小时。持续1年的早期介入丹佛模式训练能有效提高患自闭症的孩子的认知、社交、语言等能力，但此方法目前在国内运用并不广泛。

地板时光

地板时光是一种以情绪、情感的发展、以人际关系和家庭环境为主的自闭症训练方法，主要强调人际关系的互动，训练孩子的想象力和情感体验。地板时光强调在家庭环境中，家长和孩子通过共同参与的活动，以孩子的兴趣为主，积极鼓励让孩子在游戏活动中体验及表达自己的情绪、情感，提高孩子的表达能力、想象力、情感的体验。治疗的第一步是找到孩子感兴趣的活动，不要盲目进行社交活动，也不要随意拿些孩子不感兴趣的玩具，不要主导孩子的兴趣内容。例如，家长经过多次观察和试探，发现孩子喜欢积木，这说明可以和孩子进行积木类的活动。第二步是找准时机，加入孩子的活动进行互动。启动这个活动需要由孩子主动来完成，家长可以适时帮忙传递，或者模仿孩子的动作，同时加入夸张的语言、表情及动作，让孩子感受到家长的存在。如果家长不管怎么努力，孩子都无法注意到家长的存在，家长可以用开玩笑的方式进行一些干扰。例如和孩子一起拍手，在孩子没有注意到我们时，可以用手挽住孩子的手，并对孩子说"抓到了"，孩子当时可能会出现排斥或反抗的情绪，家长可以暂停，让孩子度过情绪的缓冲期，再次进行该活动，直到孩子喜欢这个活动。如果家长在这个活动中的动作、表情、语言足够夸张，则有利于孩子更早适应并喜欢该活动。需要强调的是，家长应该将孩子做的每件事都当成有意义的或有意图的，即使刚开始孩子做的很多活动都没有任何意义，甚至重复、刻板也没有关系，家长应先将它看作有意义的活动，然后再慢慢引导并赋予他们的活动新的意义。地板时光治疗需要足够的耐心，孩子需要有一段适应过程，家长千万不可操之过急。

人际关系发展干预（RDI）

此方法注重患自闭症的孩子人际交往能力和社会适应能力的发展，目的是提高患自闭症的孩子对他人的心理解读能力，是以家庭为基础的训练方法。这种干预方法的理论基础认为患自闭症的孩子有6项缺陷是共同的：情感分享、社会性调适能力、陈述性的语言、灵活的思维方式、社交信息处理、预见和事后处理能力。RDI的实施者以父母为主，在治疗前根据上述6项内容找到孩子所处的发展阶段及主要障碍（细分以后有6级、28个阶段、400多个功能和技能目标）。因此，进行RDI治疗的项目选择应该参考医生对患自闭症的孩子的功能判断。在训练过程中，强调家长动作表情夸张、语调抑扬顿挫来吸引患自闭症的孩子，让孩子一起互动进行游戏。注意以互动游戏为主，目的是提高孩子的人际关系而不是运动能力，如捉迷藏、抛接球等。

自闭症的其他治疗方法

结构化社交行为干预法

结构化社交行为干预法是以结构化教育模式作为训练的基本框架，即有组织、有计划地开展，适时"去结构化"；以情绪调控、社会交往作为干预的核心内容，同时兼顾行为管理、认知、语言、生活自理、运动、感知觉能力等；以行为疗法作为训练干预的主要方法。该方法目前还在试行中。

音乐疗法

严格设计的音乐疗法可能对自闭症有效，如奥夫音乐。建议将音乐疗法作为患自闭症的孩子的辅助课程，家长可以在家中施行。

感觉统合训练

感觉统合训练使用对照研究表明无效，但很多专业人士和家长反映有效，目前国内很多地方在开展。一般不主张将感觉统合训练设为主要训练方法，但可以将其作为患自闭症的孩子的辅助课程，尤其是针对感知觉异常的孩子。

听觉疗法

听觉疗法在随机对照研究中并未表明有效，建议家长根据患自闭症的孩子的听觉敏感程度进行选择。事实上只有部分患自闭症的孩子存在听觉敏感，这部分孩子才需要使用此种方法治疗。

针灸治疗

针灸治疗缺乏有效证据，但有报道显示，针灸可能在一定程度上直接刺激了相应的大脑皮质，从而改善了自闭症的一些症状。

药物治疗

药物治疗主要是针对多动障碍和情绪障碍，能够改善患自闭症的孩子的情绪不稳、刻板行为、自伤行为等。通过控制这些症状，能够提高患自闭症的孩子在训练过程中的合作能力，有利于治疗。

社交无处不在

社交障碍是自闭症孩子的核心问题。对于正常发育的孩子来说，社交技能是自发的行为，而对于自闭症孩子来说却非常困难。我们要在特殊的"玩"中，将自闭症孩子从他们自己的世界里"拉"出来。

社交训练主要根据以下原则进行训练。①不让他们独自闲着：家长应尽可能地不要让患自闭症的孩子自己一个人玩，要让他们的活动变得有意义。②快乐游戏：游戏，自然是开心、快乐的。不管是正常发育的孩子还是患自闭症的孩子，都是在他们快乐的时候才配合他人做相关事情，也更容易接受别人，从而去学习。③充分利用生理需求：不要对孩子照顾得太周到而失去让孩子表达需求的机会。家长甚至可以刻意制造"意外"，让孩子与人交往。④遵循孩子的兴趣。⑤随时随地进行社交：将社交融于日常生活中，使孩子能更自然、更顺利地融入社会。

1. 问题行为的界定：①会对自身或他人造成伤害；②会给周围的环境造成破坏；③会影响孩子或他人正常的学习和生活习惯。

2. 界定问题行为时需要考虑的内在因素：①要考虑孩子的年龄，如2岁正常的孩子也会喜欢转圈圈；②孩子出现行为的频率，只是偶尔出现的行为问题不大，但频率过高家长就应该重视了，尤其是对于行为问题比较多的孩子，家长可以去记录孩子1周问题行为的次数；③如果孩子出现行为持续的时间过长，家长应该重视。

3. 存在问题行为的原因：①缺乏技能；②教养不当。为了减少或矫正不良行为，以及养成良好行为，家长应该遵循以下处理原则：①奖励良好行为（及时且经常）；②不要"无意中"奖励不良行为；③惩罚某些不良行为（但只用温和的惩罚）。

如何处理自闭症的问题行为

父母有时会在"无意中"强化和奖励孩子的不良行为，之后不良行为会越来越多，越来越明显。例如，当父母和患自闭症的孩子一起去逛超市时，孩子遇到特别喜欢的东西就一直说要买，如果家长不买，孩子就会通过哭闹的形式使父母妥协，从而来达到自己的目的。在这个过程中，父母无意中就强化了孩子的不良行为。之后，每次遇上不合理要求没有得到满足时，孩子都会通过哭闹的方式来获取。

处理问题行为的策略

功能分析法（行为 ABC 分析法）

孩子的每种行为一般都是有原因的，家长应该先分析原因，对症处理，不能粗暴地单一对待。处理过程要仔细分析产生问题行为的前因（诱因）、行为及结果。前因就是分析孩子为什么这样做，例如，孩子做出一些问题行为是不是为了引起别人的注意等；行为就是分析孩子做了什么，如打断家长的谈话、恶作剧或哭闹等；结果就是得出处理这一问题行为的办法，例如，对不适当的行为不予理睬，教会孩子使用正确的沟通方式获得注意等。

行为矫正法

行为矫正的原理是奖励良好的行为，惩罚不良行为。这样可以使良好的行为越来越多，不良的行为越来越少。在进行行为矫正时应该以正面、积极鼓励为主，增进良好的行为。同时我们需要提醒家长注意以下 4 点：①处罚某些不可取的行为后，奖励良好的替代行为。帮助孩子练习他们需要掌握的行为，而不是一再强调不要干什么。②用物质、社会活动奖励良好的行为。③应用祖母原则（普雷马克原理）来帮助孩子完成不乐意做的事。祖母原则是指用高频行为（喜欢的行为）作为低频行为（不喜欢的行为）的有效强化物，例如，先做完作业后，再出去玩，而不是玩好了之后再回来做作业。④给孩子树立良好的榜样。

在进行鼓励的同时，必要的惩罚也可以更好地减少不良行为。惩罚的类型包括温和的惩罚和严厉的惩罚。温和的惩罚包括暂时隔离法、责备与不赞成、故意忽略法、自然结果、逻辑结果、行为处罚等；严厉的惩罚包括讥讽、恐吓及体罚等。一般不建议使用严厉的惩罚，因为这样会严重破坏个人的尊严，副作用太大。其中最明显的副作用就是孩子会把父母对自己的处罚方式用在别人身上。常用的温和惩罚方法包括以下几点。

暂时隔离法

暂时隔离法是暂停孩子目前正在进行的活动，该方法是终止不良行为的有效方法。必须严格遵守以下步骤：①选择一种目标行为，即打人、攻击等危害他人和自身的某些严重行为；②选择一个无聊的地方做隔离，如墙角；③向孩子讲解暂时隔离法；④耐心等待目标行为的出现；⑤目标行为发生后，以不超过 10 个字的言语立即将孩子送至隔离地点；⑥根据"一岁一分钟"原则设定定时器，并将定时器放在孩子能够听到的地方；⑦等待定时器响，期间不给孩子任何关注或互动；⑧定时器响了之后，询问孩子被隔离的原因，然后解除隔离。

责备与不赞成

责备与不赞成适用于所有的问题行为。具体的步骤是，走近孩子，注视孩子，表情严厉。然后指出他们的不良行为，针对孩子的行为而不是孩子本人。注意不争论、不发脾气、不挖苦等，切记不能笑，否则就没有效果了。

故意忽略法

故意忽略法适用于故意引起注意的问题行为（无危险性的）。如为了引起家长的注意，故意乱扔东西。在治疗时按以下步骤进行：①保证孩子的不良行为不能得到注意或物质奖励。拒绝和其争辩、交谈，避免目光接触，表情不发生任何改变，假装专注于其他事。②悄悄转移注意力。③当孩子的不良行为终止时，应该给以大量的关注（奖励良好的行为）。

自然结果

自然结果指当孩子不良行为发生后正常或自然发生的事。这时候家长不参与，让孩子"自食恶果"（禁用于危险行为）。例如，嘲弄邻居的孩子，邻居的孩子就会排斥他们，这便是一种惩罚。不推荐在孩子有严重危险时仍然让自然结果产生。

逻辑结果

孩子在不良行为发生后受到某种处罚,但处罚与不良行为之间存在一定的逻辑关系。例如,因为独自骑自行车到马路上,车子就被没收一星期。

行为处罚

孩子在不良行为发生后受到某种处罚,但处罚与不良行为之间不一定存在逻辑关系。例如,孩子对父母说谎,就会被惩罚一天不许看电视。

4 自闭症能治好吗

新观念下的新希望

相信每个患自闭症的孩子的家长都问过医生同一个问题:"我的孩子能治好吗?"以前家长、特殊教育工作者及医疗界专家都一致地认为,自闭症是一种终身性疾病,是不能治愈的。若从生物学角度来看,自闭症不能治愈的观点是对的。自闭症的核心问题是社会交往障碍,它是终身存在的,且不可治愈。若从社会的适应角度来看,也许我们会认为自闭症是可以治愈的。社会适应是指人能够在社会上独立生活、学习及工作。通过早期的干预,一部分患自闭症的孩子后期能够达到这种能力和水平。

自闭症的疗效与哪些因素有关

病情严重程度

自闭症孩子存在个体差异,虽然他们都有类似的特征或障碍,但表现形式各不相同。例如,同样存在着语言交流障碍的自闭症孩子A和B,A根本没有口语,B虽然主动语言少,但能回答简单提问。所以,在同样条件下,B的预后比A好,因为B的严重程度较A轻。

孩子干预的时机

越早干预，效果越好。

干预者的水平

干预者包括专业人员及家长，尤其是孩子的父母。自闭症治疗是一项长期治疗，父母与孩子待在一起的时间远比其他干预人员要多。父母能力越强，对自闭症有更多的认识，保持更好的心态，就能让患自闭症的孩子获得更佳的干预效果。

干预的强度

自闭症训练是需要密集进行的。在相同条件下，不同干预时间所得出的干预效果是不同的，最理想的干预强度是随时随地进行干预，将干预融入日常生活中。

干预的方式

个体化的干预方法决定了干预的效果。

家庭经济水平

自闭症治疗的资金投入是保证长期治疗的基础。家庭经济条件意味着家长是否有足够的时间留给孩子，是否能够负担起一定的治疗费用。

家庭的教育

良好的家庭教育是孩子身心健康成长必不可少的因素之一，是医院、机构和学校无法替代的。

社会支持

由于政府对自闭症越来越关注，以及对自闭症家庭的支援，人们对自闭症的认识和对自闭症人士越来越理解和接纳，也将改善患自闭症的孩子的预后。

自闭症最后会怎么样

自闭症患者斯蒂芬·威尔夏和天宝·葛兰汀的故事相信大家都已经有所耳闻。前者是一名英国的自闭症患者,也是一名画家,他拥有惊人的记忆力,一个个城市的街景被他像电脑一样事无巨细地用画笔还原出来。后者是一名阿斯伯格综合征,她致力于研究自闭症,进行了很多发明创造,同时也是对世界有巨大影响力的自闭症启蒙活动与家畜权利的保护学者。由于她所做出的突出成就,被《时代周刊》评为2010年100位"全球最具影响力人物"之一。

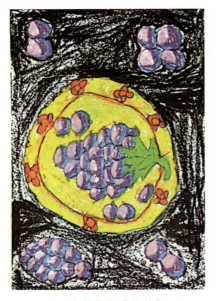

临摹作品《葡萄》

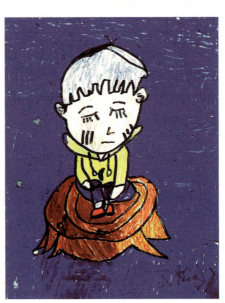

临摹作品《孤独的孩子》

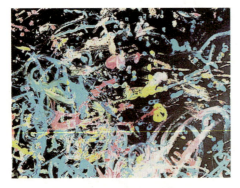

临摹作品《色彩》

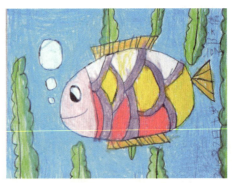

临摹作品《鱼》

Part 9　"星星"之火：儿童自闭症的家庭康复

　　这些自闭症患者让我们认识到，自闭症孩子同样在改变世界，他们在用自己的方式融入社会，与我们共享一个时代，他们是这个社会的一部分。

　　有个调查是把一些患自闭症的孩子和正常幼儿园的孩子的画作拿出来对比，让大家猜哪一张不是患自闭症的孩子画出来的画。调查结果表明，几乎没有一个人能够给出正确的答案（见上图临摹作品《孤独的孩子》为正常幼儿园孩子画作，其余为患自闭症的孩子的画作）。每个人都有自己的生活方式，自闭症让孩子拥有了独特的思维方式，他们的感知和普通人不同，但是他们一样可以拥有美好的未来。我们可以一起为患自闭症的孩子的未来而努力！

（编者：黄盛宇　戴冬梅　刘泽帆；审稿：张　峰）

Part 10

感"统"身受：儿童感觉统合失调的家庭康复

1 关于感觉统合失调，你需要知道这些

2 感觉统合失调有什么表现和影响

3 如何在家里进行感觉统合训练

关于感觉统合失调,你需要知道这些

感觉统合失调被认为是与现代生活模式相关的一种"时代疾病",在学龄期孩子中发病率较高,已逐渐成为孩子心理行为的新问题。

什么是感觉统合失调

感觉统合是指环境中存在着各种各样的刺激,人的大脑通过感觉系统(包括视觉、听觉、嗅觉、味觉、触觉等)搜集周围环境中的这些信息,然后将它们整合起来,进行多次分析、综合处理,形成知觉,以便大脑能够及时有效地对刺激做出适当反应的过程,从而使整个机体和谐、有效地运作。例如,切西瓜时,通过触觉可以感觉到它光滑的外表,通过重量觉可以知道它是沉的,切开后通过嗅觉可以闻到它清甜的味道,通过味觉可以尝到它是甘甜的。通过这些感觉信息的统合,赋予了"西瓜"的认知意义。

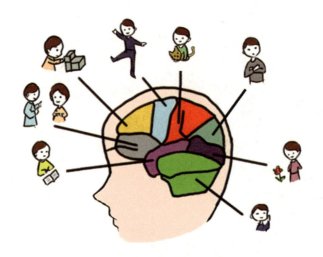

正常的感觉统合过程

对大多数儿童来说,感觉统合是在正常的儿童活动过程中发展起来的。在日常生活中感觉统合会呈现在注意力、情绪控制、协调、运动计划、组织能力等方面。适应性行为反应对儿童的日常生活自理、学习和社会参与具有重要意义。但是，对于一些儿童来说，感觉统合如果没有有效地发展。就会出现感觉统合失调。

感觉统合失调是指外部的感觉刺激信号在孩子的神经系统中无法进行有效的组合，使机体不能和谐地运作，随着年龄的增长逐渐形成各种失调，如学习与交往困难等行为异常，最终影响孩子的身心健康。这意味着孩子的大脑对身体各器官失去了控制和组合能力，在不同程度上削弱了孩子的认知能力与适应能力，从而导致社会化进程的延迟。

孩子的感觉统合能力主要体现在5个方面：①触觉，主要指触觉的过分敏感与过分迟钝。②本体感觉，主要指身体的协调能力、自我控制能力，以及精细动作等方面。③前庭觉，主要指大肌肉及平衡，包括身体的大运动能力与身体的平衡性。④学习能力，主要指学习能力发展不足或学习困难。⑤大年龄孩子的特殊问题。感觉统合失调就是在以上5个方面出现了一个或以上的失调。根据失调程度的不同分为轻度感觉统合失调、中度感觉统合失调和重度感觉统合失调，一般轻度感觉统合失调居多。

专业评估，帮助早期识别感觉统合失调

在日常生活中如何判断孩子出现了感觉统合失调呢？家长们可以通过日常行为观察、父母报告，以及临床工作者对孩子的各种生活、心理进行标准化测量和评定等形式进行综合考查。

主要观察方法

日常生活学习能力

通过在日常生活中观察孩子是否有任性、孤僻等性格，在学习中注意力是否持久，在课堂上是否有多动、容易走神等情况，在生活自理、人际交往方面是否良好，以及主观意识的强弱等方面进行判断。

反射与运动行为方面

观察孩子在运动过程中所做的一些平衡性动作和对身体控制能力的把握（如姿势反射、平衡感、身体两侧的协调能力等），在静态项目中手眼协调能力的灵活性及精细动作的精确度等进行判断。

对感觉刺激的反应

观察孩子的视觉、听觉、触觉、前庭觉等在感受到刺激时做出的反应,如对物体的形状、位置及方位的辨别,手眼协调能力等;对声音方向、大小、距离的判断;与别人有肢体接触时的反应等,都可以判断孩子是否存在感觉统合失调。

主要量表

感觉统合失调的标准化评估工具包括感觉统合能力发展评定量表、Rutter儿童行为量表、生长发育调查表。这些测试通常由专业医院的治疗师进行评估。

感觉统合能力发展评定量表

结合孩子最近半年的表现情况在"从不这样[5分]""很少这样[4分]""有时候[3分]""常常如此[2分]""总是如此[1分]"上画圈。题中所说的情况只要有一项符合就算有相应情况。若总分＜40分为轻度失调,＜30分为中度失调,＜20分为重度失调。

Rutter儿童行为量表

选用Rutter儿童行为量表(父母卷)(表10-1),若父母卷自评得分＞13分,则需要到医院做进一步检查。

表10-1　Rutter儿童行为量表(父母卷)

姓名:　　　性别:　　　年龄:　　　出生年月:　　　年级:

以下是一些有关孩子平时表现情况的描述,请仔细阅读,根据您孩子近1年的实际情况,选择适合您孩子的答案(0分:从来没有;1分:有时出现或症状轻微;2分:至少每周1次或症状严重)。

项目	程度		
	从来没有	有时出现或症状轻微	至少每周1次或症状严重
1. 头痛			
2. 肚子痛或呕吐			
3. 支气管哮喘或哮喘发作			
4. 尿床或尿裤子			

续表

项目	程度		
	从来没有	有时出现或症状轻微	至少每周1次或症状严重
5. 大便在床上或在裤子里			
6. 发脾气（伴随叫喊或发怒动作）			
7. 到学校就哭或拒绝上学			
8. 逃学			
9. 非常不安，难以长期静坐			
10. 动作多，乱动，坐立不安			
11. 经常破坏自己或别人的东西			
12. 经常与别的孩子打架或争吵			
13. 别的孩子不喜欢他们			
14. 经常烦恼，对许多事都心烦			
15. 经常一个人待着			
16. 易激惹、勃然大怒			
17. 经常表现出痛苦、不愉快、流泪或忧伤			
18. 面部或肢体抽动和作态			
19. 经常吸吮指甲或手指			
20. 经常咬指甲或手指			
21. 经常不听管教			
22. 做事拿不定主意			
23. 害怕新事物和新环境			
24. 神经质或过分特殊			
25. 时常说谎			
26. 欺负别的孩子			
27. 有没有口吃			
28. 有没有言语表达困难（不是口吃）			
29. 是否偷过东西			
30. 有没有进食不正常			
31. 有没有睡眠困难			
总分			

生长发育调查表

该表主要涉及一般人口统计学资料、母孕期、围生期及生长发育情况等。

通过以上的观察方法及评估量表，可以知道孩子是否患有感觉统合失调问题。当出现感觉统合失调时，需要前往专业机构进行系统评估及训练。

感觉统合失调有什么表现和影响

感觉统合失调主要表现为身体运动协调功能失调、结构和空间知觉失调、身体平衡功能失调、听觉和语言失调、触觉敏感失调、学习能力失调等。在孩子感觉统合失调中，前庭觉功能失常和学习能力发展不足的发生率较高，但无论出现什么失调，临床上主要表现为学习困难和交往困难。

有这些表现，孩子可能是感觉统合失调

前庭觉功能失常

前庭觉功能失常的孩子表现为好动、注意力不集中、上课爱做小动作、听课不专心。他们比正常孩子更容易制造麻烦，喜欢挑三拣四，很难与其他孩子一起玩，也很难与他人分享玩具及食物，不能考虑别人的需要。有些孩子还可能出现语言发育迟缓、语言表达困难等问题。

视觉感不良

视觉感不良常表现为能长时间地看动画片、玩玩具，但却无法流利地阅读书本或报纸，阅读时经常多字或少字；写字时偏旁部首常颠倒，甚至难以认识文字，且学过很快就会忘记；不会做算数，常抄错题目等。

听觉感不良

听觉感不良表现为对别人的话听而不闻，经常丢三落四，忘记老师说

过的话和布置的作业等。

动作不协调

动作不协调表现为容易摔倒，平衡能力差，不能像其他孩子那样流畅地翻滚、系鞋带、骑车、跳绳和拍球等。

本体感觉失调

本体感觉失调表现为缺乏自信，消极退缩，语言表达能力差，手脚笨拙，方向感较差，容易迷路、走失，不能玩捉迷藏，闭上眼睛容易摔倒等。

触觉过分敏感或过分迟钝

触觉过分敏感或过分迟钝表现为紧张、孤僻、不合群、爱招惹别人、偏食或暴饮暴食、脾气暴躁、害怕陌生环境、吃手、爱咬指甲、爱哭、爱玩弄生殖器等。特别表现为怕冷（在夏天穿高领、长袖衣服），或特别不喜欢穿衣服等，在群体中很难交到朋友。个性顽劣，容易冲动或与他人争吵，攻击性强，经常欺负别人。

学习能力失调

学习能力失调表现为分辨不出相似的图形或物品，不会玩拼图游戏，左右经常混淆。在阅读失调或视知觉失调的孩子中很常见，他们常把数或字颠倒写，例如，把"9"写成"6""79"写成"97"，把"朋友"写成"友朋"等。写字也不会分大小，常常写出格子，或者用笔过轻或过重等。

感觉统合失调对孩子的危害不容忽视

感觉统合失调的孩子的智力是正常的，但其感觉统合能力不足，导致其智力水平没有得到充分发展，进而学习能力、运动技能、社会适应能力等方面出现问题。由于这些孩子的心理处于一定的紊乱状态，学习和生活质量就会不断下降。尤其到了学龄期，在学习能力和性格上出现各种失调，如学习能力下降，语言表达不畅，心理成熟较晚，情感脆弱，自控能力差，缺乏自信，不会和别人交往，人际关系差等。最终不仅影响孩子的学习、情绪和社会活动，而且会影响他们以后的社会适应能力，甚至导致药物滥用、青少年犯罪等问题，对社会的稳定造成一定的影响。

3 如何在家里进行感觉统合训练

家庭康复对孩子很重要

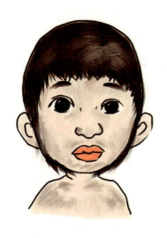

印度的"狼孩"卡玛拉

家庭潜移默化的教育对孩子的生活习惯、道德品行、谈吐举止等均产生着重要影响，伴随着人的一生，如印度的"狼孩"卡玛拉。

当发现自己孩子与同龄孩子出现差异时，家长该做些什么呢？

❀ 立即行动起来，对孩子的近期表现进行评估，做到早发现。

❀ 寻求专业机构的帮助，当自己无法确定孩子是否发生了感觉统合失调时可以去咨询相关专业人员（医生或治疗师），让他们对孩子进行系统的评估、诊断。

❀ 早期干预：当确定孩子出现感觉统合失调后，对其进行早期干预，越早训练效果越好。

怎样设计感觉统合训练游戏

对于感觉统合失调目前还没有很好的药物进行治疗，目前主要采用专门的器材和方法对孩子进行感觉统合刺激，即感觉统合训练。该训练和做游戏一样，寓练于乐，可以让孩子的感官在快乐的游戏中充分地调动每一个感觉细胞，去感受外界的刺激，让大脑"跟着感觉走"，充分完善大脑对它们的组合。通过训练感觉体验，提高孩子加工和整合感觉信息的能力。

Part 10 感"统"身受：儿童感觉统合失调的家庭康复

近年来，感觉统合家庭康复训练的理念在不断地提升。感觉统合家庭康复训练是指家庭训练的内容、形式按照孩子的需求和兴趣、居家环境、家庭设施，以及照顾者（主要是家长）付出的时间而设定的活动方案。

在感觉统合训练过程中，要注意感觉统合失调孩子的个性化，遵循针对性原则、兴趣性原则、丰富多样性原则、生理及物理统筹兼顾的原则，积极为孩子创造良好的家庭氛围、社会环境。

找到孩子有兴趣、可以开心玩的游戏

设计一些孩子容易做到且愿意去做的游戏，这需要有计划地进行指导。孩子通过有计划的运动，在不断尝试的过程中，大脑、身体、心理得到协调，其他人在这个过程中无法替代孩子的大脑和身体中所发生的一切。所以，设计科学合理的游戏，可以使孩子的大脑和身体的协调能力顺利发展。

培养孩子的兴趣要有耐心

家长在陪同孩子做游戏时，若孩子一时无法做到，要有耐心地进行系统的引导，并注意观察孩子的反应，将孩子的不同反应进行有效的组织，进而培养孩子的兴趣。

让孩子感到快乐

对于游戏场所的布置要有趣、色彩丰富，让孩子喜欢。要以赏识的态度、鼓励的话语促进孩子积极参与。在平时的生活中，不要随意对孩子发火。

每天都要有多样的感觉刺激

在婴幼儿时期，视觉、听觉、触觉及前庭觉等各种感觉的发展都是非常重要的，尤其是触觉和前庭觉，应该让孩子在一天当中有多样的感觉体验。在一定的时期内，要有针对性地练习某种感觉能力，并不断使身体的功能得到锻炼。要采用多样化的练习，使各种感觉统合能力得到协调发展。

针对性的强化训练时间不宜过短

神经系统功能完善是一个漫长的过程，要想达到长期巩固的疗效，则针对性的强化训练需要足够长的时间。感觉统合训练一般都要坚持2~3

个月，才会取得较满意的效果，且训练得越密集，效果越好。

感觉统合训练的方法

感觉统合训练按照其失调类型可分为视觉统合、听觉统合、触觉统合、前庭觉统合、本体感觉统合等训练。目前常用的感觉统合训练主要是以前庭觉、触觉和本体感觉三者感觉统合训练为主的体育游戏式训练。一般孩子经过 1~3 个月的训练会取得较好的效果。

感觉统合训练可以利用的训练器材

平衡觉的训练器材

医院或社区中的蹦蹦床、跷跷板、滑滑梯、吊缆（圆柱形、圆桶式等）、平衡木，家庭中床单做成的摇床、木板做成的平衡木、脚踏车等。

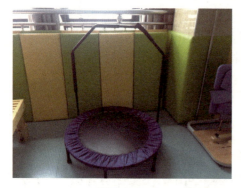
蹦蹦床

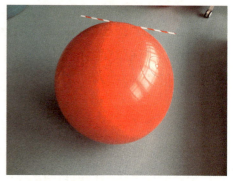
Bobath 球

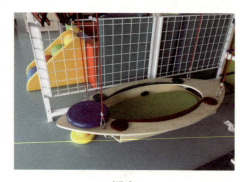
摇床

本体感觉的训练器材

前庭觉的训练器材

医院或社区中的滑梯、太极平衡板、吊缆（圆柱形、圆桶式等），家庭中的按摩梳子、沙袋、纸篓、毛刷等。

触觉的训练器材

医院或社区中的盲人道、小石头路，家庭中的卷发梳、电动剃须刀、电动牙刷、吹风机、干毛巾、纸巾等。

本体感觉的训练器材

医院或社区中的跷跷板、自行车、石子路、蹦蹦床、Bobath球、手推车等，家庭中床单做成的摇床、木板做成的平衡木、搓衣板等。

具体的训练方法

平衡觉、前庭觉训练

在家庭统合训练中，可以让孩子接受各种运动训练来刺激其平衡能力的发展。①旋转运动：在旋转圆桶、旋转木马、旋转椅子上运动等。②摇晃运动：采用俯卧位、仰卧位、侧卧位、头脚颠倒等体位进行荡秋千、吊床等游戏，或在瑜伽球上摇晃。③平衡运动：如在平衡木、平衡板上运动等。④跳跃性运动：如在蹦蹦床、软垫上运动等。⑤姿势反应性运动：如让孩子在踏板车、沙坑、草坪、台阶、滑梯上运动等。⑥速度感、位置感及距离感的锻炼：让孩子一脚着地，另一脚踏上滑行的踏板车。⑦协调训练：如跳绳、跳方格、踢毽子。

待孩子出生后按照孩子的运动发育规律来进行训练。刚开始可以每天帮孩子做几秒的俯卧位抬头训练，但不要长时间放在床上；可以适当地摇抱孩子，但注意摇晃的力度要适当，以避免造成脑部损伤。孩子3月龄时开始有意识地训练其翻身，6月龄时训练孩子坐，7~8月龄时训练孩子爬行，12月龄时训练孩子走路，然后逐步训练孩子的跑、跳、蹦、上下台阶等活动能力。

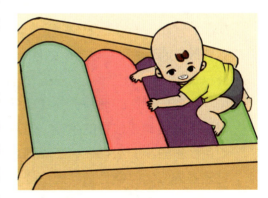

台阶训练

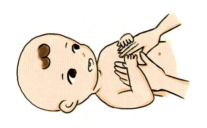

触觉训练

触觉训练

在养育孩子的过程中,有些家长发现孩子虽然聪明,但是胆子特别小,不爱往人多的地方跑,不喜欢与其他小朋友玩,爱发脾气,爱哭闹,甚至爱咬指甲等。这些均提示孩子可能患有触觉感觉统合失调。

触觉训练刺激的位置可以从手、背、脸、脚等部位依次进行。其中手背和前臂是触觉敏感最低的部位,这是由于这些部位与正常的环境相互作用且接触最多。而身体的腹侧部、足部对刺激敏感,触觉敏感程度高,所以对于这些部位的触觉刺激,最好使用孩子感到舒适的方式进行。无论刺激孩子的哪些部位,都要注意观察孩子的具体反应。另外,可以进行皮肤刺激的游戏,如水中游戏,沙子、草坪上的赤足游戏等。一般触觉刺激对神经系统产生影响的时间是在刺激30秒以后,时间越长,效果会越好,但具体要根据孩子的耐受程度加以确定

触觉训练可以从孩子一出生后就开始实施,如母亲对孩子多爱抚、拥抱,尽可能母乳喂养。孩子在2岁以前爱吃手、毛巾、咬东西等,这些都是正常现象,这个时候不要强行进行限制,甚至打骂他们,只需要注意清洁卫生即可。可以多让孩子在地上爬行、打滚、翻跟头,多带孩子外出与其他孩子接触。不要因为嫌脏而限制孩子玩沙子、土等。孩子洗完澡后可以进行适当的按摩,或洗完澡后用大毛巾将孩子包裹起来,适当地轻轻施加压力,让孩子感受身体的压力。大一些的孩子还可以进行游泳等活动。这些触觉训练活动可以持续到孩子12岁左右。

本体感觉训练

对本体感觉的训练主要是增强其运动觉及顺应性反应。运动觉是意识到关节运动或位置的感觉,是从运动产生感觉反馈的重要来源。可以使用面积较小的滑行板、在脚踝或手腕上施加有重量的沙袋等,分别通过较强的肌肉收缩为脑部统合提供感觉输入,促进本体感受信息对中枢神经系统的输入。也可以经常带孩子进行游泳、摔跤、拔河、跳绳等使肌肉紧张、收缩的运动,因为肌肉收缩有助于中枢神经系统本体感受信息的输入。

Part 10 感"统"身受：儿童感觉统合失调的家庭康复

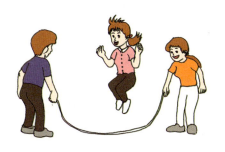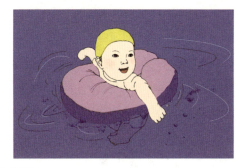

跳绳与游泳

学习能力失调训练

孩子学习能力失调，包括以下3个方面的失调。

● 数学能力：表现为做数学题时计算粗心大意，常将加号看成减号，忘记进位，丢数字，对应用题理解较差，心算困难等。例如，孩子在做运算时经常出错，就是因为视觉记忆干扰了下一步计算。即在竖式计算中，将个位、十位、百位数排列不整齐，就是因为视动协调性出现了失调，大脑对方向、位置和距离信息的处理出现了偏差。

● 听课能力：表现为上课注意力无法集中，上课时反应较慢，学得快忘得也快，坐立不安、爱做小动作等。

● 阅读能力：表现为读书时结巴、丢字落字、错字错行，爱看动画不爱看字等。导致阅读能力失调的原因有很多：①视觉功能失调造成眼球震动不平稳，导致读书时跳字、串行等。②听觉功能失调造成读而不闻或读而不懂。③情绪因素，例如，胆小、怯懦、自卑敏感的孩子，不敢在公众场合朗读，结果越不练失调就越严重，导致他们不能轻松流畅地阅读。④教育方法的问题，对于那些智力或能力不足的孩子，若家长或老师不顾他们的意愿强逼着孩子练习阅读，而不是用科学的方法进行特殊训练，长时间看不见进步，孩子会产生更大的心理压力，对阅读更加抵触，甚至厌烦阅读。

对学习能力进行训练，感觉统合训练中的平衡木、滚筒、跳绳、球拍等活动可以训练孩子的感觉动作协调能力；让孩子按图绘画，可训练孩子的空间知觉能力；通过演奏打击乐可以训练孩子的听觉协调能力；通过打乒乓球、羽毛球、放风筝等，可以训练孩子的手－眼协调能力。

养育感觉统合失调的孩子，需要注意这些

感觉统合失调及行为问题非常常见，他们在注意力及许多外在行为方面损害较为严重，进而导致他们出现学习困难、厌学、反社会性人格等不良后果。由于孩子需要在学校学习，无法长时间在医疗机构进行治疗，而家庭与他们的生长密切相关，因此对感觉统合失调孩子进行正确合理的家庭康复是有效改善不良行为的重要条件。

婴幼儿时期的教育最重要的感觉是视觉、听觉、嗅觉、味觉、触觉及平衡觉，这6种感觉决定婴幼儿神经系统及身体感官互动协调能力的成熟。在这个时期应该重点促进这6种感觉的发展，为今后的学习理解能力打下坚实的基础。①3岁之前的孩子视力尚未发育成熟，两眼焦距的成熟度不够，3~4岁时他们的焦距才能逐渐稳定，在此之前，孩子的中心视力无法完全协调成一个影像，所以给孩子看的东西最好是较大的、简单的。②到了一定阶段，孩子会出现东张西望的表现，这是他们生长发育的一个重要过程，不需要强行干涉。因为这时的东张西望不但可以促使孩子颈部肌肉及神经系统发育成熟，还有助于孩子视觉、听觉、肌肉及神经的稳定发展，直接影响他们视觉焦距及倾听能力的发展。③对孩子听觉的训练主要是培养他们倾听的习惯。留意孩子最喜欢听的声音，有意识地利用他们喜欢的声音来引导孩子对声音及环境关系的认知。例如，利用声音的大小、长短、高低，音源，动物声，自然声等的分辨及了解，来培养孩子对声音的敏锐度及关心，对孩子今后的倾听能力均有很大的帮助。④味觉也是婴幼儿时期非常重要的一种学习能力，食物进入口中需要慢慢咀嚼才能感觉出各种味道，婴幼儿嘴巴小、牙齿少、吃东西慢，所以家长在对孩子味觉的教育过程中需要给予相当的耐心及时间。在14~15月龄时，可以让孩子自己吃，这样还能训练孩子大小肌肉及手－眼的协调性。

感觉统合失调孩子的管理策略

在进行感觉统合训练的过程中，统合训练的综合环境及家庭环境都是很重要的。一个良好的环境应具有宽敞明亮、色彩鲜明、童趣十足、安全措施到位等特点。

Part 10 感"统"身受：儿童感觉统合失调的家庭康复

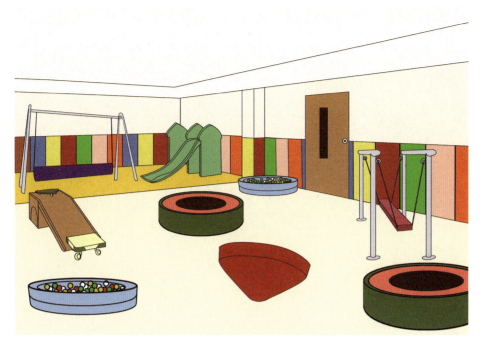

宽敞明亮、色彩鲜明的感觉统合训练室

（编者：廖秋菊　王筱玥　吴　帆；审稿：张　芸）

Part 11

吃得好睡得香：儿童营养、睡眠家庭康复指导

1. 孩子怎么吃才能健康成长
2. 孩子营养差，你需要了解这些
3. 呼呼大"睡"：怎么睡才能健康成长

1 孩子怎么吃才能健康成长

你了解营养吗

营养是指人体摄取、消化、吸收和利用食物中的养料以维持生命活动的整个过程。食物中对机体有生理功效的成分称为营养素。营养素是维持正常生命活动所必需摄入的营养成分，可分为蛋白质、脂肪、碳水化合物、维生素、矿物质、水和膳食纤维七大类。它们各有独特的营养功能，在机体代谢中又密切联系。蛋白质、脂肪、碳水化合物主要是供给机体能量，维生素、矿物质、水和膳食纤维主要是调节生理功能。

营养从哪里来？怎么补？补多少

营养来源于我们日常生活中所吃的各种食物。一般来说，食物中含有的营养物质可分为两大类——常量营养素和微量营养素。常量营养素包括蛋白质、脂肪、碳水化合物和矿物质，它们提供机体生长、代谢和运动所需的能量和物质。微量营养素每天的需要量很少，从几毫克到几微克不等，包括维生素和某些微量元素，它们能促进常量营养素的利用。

孩子从开始添加辅食起，父母就要注意各种营养的搭配，只有营养均衡才能保证孩子的营养需求，促进孩子的健康成长。

蛋白质

蛋白质是一切生命的物质基础。因此，补充足够的蛋白质是维持生命和保持健康的需要。足够的蛋白质能保证人体细胞正常的生理功能和新陈代谢，保证孩子的正常生长和发育。

来源

天然蛋白质由20种氨基酸组成，其中，亮氨酸、异亮氨酸、赖氨酸等 8 种氨基酸是人体必须从食物中获得而自身不能合成的，称为必需氨基酸；其余 12 种氨基酸能够自身合成，称为非必需氨基酸。含有必需氨基酸的种类和数量越多，营养价值就越高，这种蛋白质就称为优质蛋白质，如蛋、奶、肉、鱼及大豆等。另一类蛋白质含必需氨基酸较少，称为非优质蛋白质，如米、面、水果及蔬菜中的植物蛋白质。

主要作用

对孩子来说，蛋白质最重要的作用就是为骨骼构建提供甘氨酸、脯氨酸等营养成分，是骨胶原蛋白的主要组成成分，这与孩子的身高增长有着密切联系。蛋白质还是肌肉的主要成分，摄入充足的蛋白质可以使孩子的肌肉更加结实、有力量。

蛋白质摄入量

世界卫生组织建议，孩子每日的蛋白质摄入量应保持在每千克体重 2~3 克，其中优质蛋白质（动物性蛋白质和豆类蛋白质）应占 1/2 以上。例如，4 岁孩子体重约 16 千克，每日的蛋白质摄入量应为 40 克左右，之后逐岁递增。但如果每天补充的蛋白质超量，当这些多余的蛋白质不能排出体外时，就可能转化成尿酸，若长期存储在体内，会导致孩子虚胖。

优质蛋白质的补充方法

牛奶：牛奶含有大量的优质蛋白质和脂肪，并且很容易被婴幼儿吸收、利用。因此，1~3 岁的孩子，除主食外，应以牛奶为基本食物。3 岁以后，只要经济条件许可，每天也至少要喝 250 毫升牛奶。

蛋类：蛋白质营养价值高，不仅含有丰富的维生素 A 和脂肪，还富含维生素 B_2（核黄素），是大于 4 月龄婴幼儿每天的必选食物。

瘦肉：富含蛋白质、铁、维生素 B_1 和脂肪，既能满足孩子对蛋白质的需求，还能有效预防孩子患缺铁性贫血。

动物肝脏：富含蛋白质、维生素 A、维生素 B_2（核黄素）、维生素 B_{12} 和铁。幼儿每周至少应吃动物肝脏 1~2 次。

动物血：富含蛋白质、铁及其他营养素。

大豆及大豆制品：大豆中蛋白质含量高达 38%，高出瘦肉 2 倍。大豆中的脂肪、铁及 B 族维生素含量也很高。但大豆中的蛋白质不易被婴幼儿消化，但是大豆制品如豆腐、豆浆、豆干等，则相对容易消化，较适合婴幼儿食用。

脂 肪

脂肪是人体组织细胞的重要组成成分，它是人体能量供应的重要贮备形式，也是机体的第二供能营养素。足够的脂肪能维持人体温度，滋润皮肤，增加抵抗力。

来源

脂肪分为动物脂肪和植物脂肪，基本单位是脂肪酸，动物脂肪中含较多的饱和脂肪酸；植物油中含较多的不饱和脂肪酸。部分不饱和脂肪酸如亚油酸、亚麻酸等是人体必需但又不能自身合成的，必须从膳食中摄取，称为必需脂肪酸。必需脂肪酸主要存在于植物油、坚果类（核桃、花生）、绿叶蔬菜及鱼类中，母乳中含有丰富的必需脂肪酸。脂肪被食入后，通过代谢转化为热量供人体使用，或者转化为体脂储存。

主要作用

❀ 供给和贮存热能：人体重要的能量储备形式。

❀ 保护身体组织：脂肪是器官、关节和神经组织的隔离层，并可作为填充衬垫，避免各组织间的相互摩擦，对器官起保护作用。

❀ 供给必需脂肪酸：必需脂肪酸能促进发育，维持皮肤和毛细血管的健康。

❀ 促进脂溶性维生素的吸收：维生素A、维生素D、维生素E、维生素K均能溶于脂肪而不能溶于水，故必须通过脂肪来促进他们的吸收。

❀ 维持体温：脂肪是热的不良导体，可阻隔身体表面的散热，在冬天起到保温作用。

❀ 提高膳食的饱腹感与美味感：脂肪在胃中停留的时间较长，产生饱腹感。此外，脂肪还有润滑肠道的作用。

脂肪摄入量

中国营养学会推荐，孩子每日膳食中脂肪的摄入量占总能量的适宜比例如下：<0.5岁为45%~50%，0.5~2岁为35%~40%，2~7岁为30%~35%，7~13岁为25%~30%。

碳水化合物

碳水化合物又称为糖类化合物，是人体维持生命活动所需能量的重要来源，主要来源于谷类、蔬菜、水果和奶制品等食物。我国居民所摄取食物中的营养素，以碳水化合物所占的比例最大。一般来说，机体所需能量的50%以上是由食物中的碳水化合物提供的。

来源

- 单糖类：有葡萄糖、果糖和半乳糖，存在于水果、蜂蜜中。
- 双糖类：有蔗糖、麦芽糖、乳糖，存在于牛奶、甜食中。
- 多糖类：有糖原、淀粉、膳食纤维，存在于谷类、面粉、土豆中。

主要作用

食物中的碳水化合物经消化产生的葡萄糖被吸收后，有一部分以糖原的形式贮存在肝脏和肌肉中。肌糖原是骨骼肌中随时可动用的贮备能源，用来满足骨骼肌在做功时的需要；肝糖原也是一种贮备能源，贮存量不大，主要用于维持血糖水平的相对稳定。

脑组织消耗的能量相对较多，在通常情况下，脑组织消耗的能量均来自碳水化合物的有氧氧化，因而脑组织对缺氧非常敏感。另外，脑组织中贮存的糖原又极少，代谢消耗的碳水化合物主要来自血糖，所以脑功能对血糖水平有很大的依赖性。

碳水化合物摄入量

人体每天应该从碳水化合物中获得合理比例的能量摄入。2岁以上儿童膳食中，碳水化合物所产出的能量应占总能量的55%~65%。

维生素

维生素是人和动物为维持正常的生理功能而必须从食物中获得的一类微量有机物质，在人体生长、代谢、发育过程中发挥着重要的作用。维生素不能像糖类、蛋白质及脂肪那样产生能量，但它们对生物体的新陈代谢起着重要的调节作用。

分类

根据其溶解性，维生素可分为脂溶性维生素与水溶性维生素。维生素A、维生素D、维生素E、维生素K属于脂溶性维生素，这些维生素和油脂结合在一起，便能发挥出很好的功效，但也因为它可以溶于油脂中，一旦摄取过量，易储存于肝脏，不易排出体外，这就有可能造成慢性中毒，对身体产生损害。维生素B、维生素C属于水溶性维生素，水溶性维生素与脂溶性维生素相反，易溶于水，因此即使摄取过多，也会随着尿液排出体外，不易引起中毒。

主要作用与来源

❀ 维生素A：维生素A可转变为视黄醛，有"眼睛的守护神"之称，对孩子的视力发育有很大帮助。此外，孩子牙齿、骨骼、头发的生长也需要维生素A。维生素A还可以增加机体抵抗力。维生素A缺乏可导致孩子皮肤变得干涩、粗糙；头发稀疏、干枯，指甲变脆、形状改变，甚至出现生长迟滞、发育不良、患夜盲症。维生素A最好的来源是各种动物肝脏、鱼肝油、鱼卵、奶、蛋类、胡萝卜等。

❀ B族维生素：①维生素B_1有保护神经系统的作用，还能促进肠胃蠕动，增加食欲。维生素B_1缺乏时，可引起食欲不振，消化不良、体重减轻、生长缓慢等病症，还会引起多种神经炎症，如干性、湿性脚气病等。维生素B_1的良好来源是谷类、动物内脏、瘦肉等。②维生素B_2，又称核黄素，为体内黄酶类辅基的组成部分，当维生素B_2缺乏时，就会影响机体的生物氧化，使代谢发生障碍。维生素B_2是保护口腔、消化道、泌尿道黏膜的重要物质之一，若维生素B_2缺乏可以导致局部黏膜的炎症、溃烂。维生素B_2的良好来源是动物肝脏、心脏，蛋黄，乳制品等。③维生素B_6，又称吡哆素，为人体内某些辅酶的组成成分，参与多种代谢反应，尤其与氨基酸代谢密切相关。临床上应用维生素B_6制剂可防治妊娠呕吐和放射病呕吐等。维生素B_2缺乏可导致食欲不振，乏力、秃头等。维生素B_6的良好来源是肉、鱼、蛋类、蔬菜等。④维生素B_{12}，又称钴胺素，其主要作用是促进红细胞的发育和成熟，使机体造血功能处于正常状态；维护神经髓鞘的代谢功能。维生素B_{12}缺乏，可导致恶性贫血、神经发育障碍、脊髓变性等，表现为情绪异常、表情呆滞、反应迟钝等。维生素B_{12}的良好来源是动物肝脏、肾脏、瘦肉、鱼等。

❀ 维生素C：维生素C又称抗坏血酸，能够促进铁的吸收，能活化细胞，增强细胞间的联系。此外，它能够促进人体骨胶原的合成。在协助骨胶原的生成方面起着重要作用。维生素C主要存在于植物性食物和动物肝脏中。维生素C缺乏常表现为食量减少，贫血，牙龈、鼻黏膜及皮肤出血等症状。

❀ 维生素D：维生素D是帮助钙、磷被人体吸收及利用的重要物质，因此，对孩子骨骼的生长特别重要。一旦缺乏维生素 D，便很容易发生骨折、脊椎弯曲，甚至产生"O"形腿。维生素 D 主要存在于海水鱼、动物肝脏、蛋黄等食物及鱼肝油制剂中，适度晒太阳也可促进人体自行合成维生素 D。

🌸 维生素 E：维生素 E 是一种脂溶性维生素，其水解产物为生育酚，是最主要的抗氧化剂之一。近年来还发现，维生素 E 可抑制眼睛晶状体内的过氧化脂反应，使末梢血管扩张，改善血液循环，从而能够在一定程度上预防近视眼的发生和发展。维生素 E 缺乏的孩子主要表现为皮肤粗糙干涩、缺少光泽、容易脱屑等，以及生长发育迟缓。维生素 E 含量较丰富的食品是麦胚油、棉籽油、花生油、豆类等。

🌸 维生素 K——止血能手：又称凝血维生素，属于脂溶性维生素。肝脏合成凝血因子必须依赖于维生素 K。如果维生素 K 缺乏，可以导致体内凝血因子合成不足，引起出血。另外，维生素 K 还参与骨骼代谢，摄入充足的维生素 K 可以有效降低骨折风险。维生素 K 含量较丰富的食物是菠菜、白菜、生菜等。

不同年龄阶段补充各种维生素的推荐量

根据中国营养学会的推荐，小儿维生素每日的推荐摄入量标准如下：

🌸 0~0.5 岁：维生素 A 400 微克、维生素 B_2 0.4 毫克、维生素 C 40 毫克、维生素 D 10 微克、维生素 E 3 毫克。

🌸 0.5~1 岁：维生素 A 400 微克、维生素 B_2 0.5 毫克、维生素 C 50 毫克、维生素 D 10 微克、维生素 E 3 毫克。

🌸 1~4 岁：维生素 A 500 微克、维生素 B_2 0.6 毫克、维生素 C 60 毫克、维生素 D 10 微克、维生素 E 4 毫克。

🌸 4~7 岁：维生素 A 600 微克、维生素 B_2 0.7 毫克、维生素 C 70 毫克、维生素 D 10 微克、维生素 E 5 毫克。

🌸 7~11 岁：维生素 A 700 微克、维生素 B_2 1.0 毫克、维生素 C 80 毫克、维生素 D 10 微克、维生素 E 7 毫克。

🌸 11~14 岁：维生素 A 700 微克、维生素 B_2 1.2 毫克、维生素 C 90 毫克、维生素 D 5 微克、维生素 E 10 毫克。

给孩子补充维生素的食谱

食物中维生素的含量很丰富，给孩子多吃富含各种维生素的食物可以有效满足身体所需。

🌸 黄花菜猪肝

食谱原料： 猪肝250克，水发黄花菜、水发木耳、葱、姜、酱油、精盐、味精、胡椒粉、白糖、熟花生油、淀粉、高汤各适量。

营养分析： 猪肝中铁、维生素A、维生素B_2、维生素C含量丰富。

🌸 什锦沙拉

食谱原料： 苹果1/2个、香蕉1/2根、橙子1/2个。

营养分析： 水果中的维生素含量非常丰富，给孩子吃可补充维生素A、维生素B_1、维生素B_2、维生素B_6、维生素C、维生素E等。

🌸 清炒三丝

食谱原料： 土豆1个、胡萝卜1/2根、芹菜1小棵、花生油、精盐、香醋、淀粉、葱、姜、花椒油各适量。

营养分析： 蔬菜中维生素B的含量非常丰富，如维生素B_1、维生素B_2、维生素B_6、维生素B_{12}等。

切莫给孩子过量补充维生素

父母应该给孩子多吃维生素含量丰富的食物，必要时可以用维生素片剂加以补充。但是，维生素又不可多服，尤其是维生素A和维生素D，更容易发生中毒。

🌸 摄入大量的维生素A，如大量进食猪肝、鱼肝油等，即可引起急性或慢性维生素A中毒。一般孩子一次量超过30万国际单位即可造成急性维生素A中毒。若连续每日服用维生素A10万单位，超过6个月，即可发生慢性维生素A中毒。鱼肝油滴剂（鱼肝油精）除含大量维生素D外，维生素A的含量极高。维生素A中毒的症状是骨痛、皮肤黏膜改变、颅内压升高，恶心、眩晕、精神萎靡、嗜睡或易激惹、两眼内斜视、眼球震颤与复视等。

🌸 摄入过量维生素D也易发生中毒，症状是食欲缺乏、消瘦、尿频，低热、便秘、恶心、呕吐等。中毒严重者由于钙离子吸收过多，还有神经和肌肉的兴奋性降低，表现为精神抑制、运动失调。

🍊 矿物质

矿物质是构成骨骼的重要成分，也是维持神经肌肉正常生理功能的重要组成部分。

人体所需矿物质

人体最重要的矿物质有钙、铁、锌等。在人体的无机盐中，以钙含量为最多，其中99%存在于骨骼和牙齿中，其余的1%存在于软组织、血液和细胞外液中，与血液、体液酸碱平衡、神经传导、肌肉收缩及心动节律均有密切关联。婴儿缺钙可患佝偻病及牙齿发育不良、心律不齐和手足抽搐、血凝不正常、易于流血不止等。铁是人体血红蛋白（血色素）的重要成分。缺铁时会发生缺铁性贫血，严重者在活动后或大哭时会出现呼吸困难、心动过速等症状。锌在人体内构成许多金属酶，对蛋白质合成和生长发育起着重要作用。缺锌可引起生长发育迟缓、味觉差、食欲不振、创伤愈合不良及性幼稚病等。

如何补钙

❀ 含钙较多的食物：虾皮、海带、紫菜、绿叶蔬菜、乳制品、代乳粉、豆腐粉、黄豆及其制品、粗面、粗米等。

❀ 父母要知道的补钙知识：①补钙时一定要同时补充维生素D，因为维生素D可促进钙在肠道的吸收和利用。②市场上的维生素AD滴剂胶囊主要分为0~1岁和1~3岁两种规格，0~1岁规格每粒含维生素A1500国际单位，维生素D500国际单位；1~3岁规格每粒含维生素A2000国际单位，维生素D700国际单位（不同商品剂量有所差距）。一般新生儿从出生2周起开始补充维生素AD，每日一粒，并连续补充到2~3岁。早产儿应在出生后1周就开始服用1~3岁规格的剂量，3个月后改用0~1岁规格的剂量，每日1粒，1岁后继续服用1~3岁规格的剂量。③奶制品是婴儿最好的补钙来源，就钙的吸收难易程度来看，母乳最佳，配方奶次之，最后是鲜奶。④大米、面粉等食物中的植物酸，以及菠菜、苋菜等蔬菜中的草酸会妨碍钙的吸收。制作前最好先将面粉发酵，或把大米放在温水里浸泡一下；菠菜、苋菜等绿色蔬菜先焯一下，除去草酸，婴儿胃酸浓度低，最好选择葡萄糖酸钙、乳酸钙等有机钙；2~3岁后胃酸浓度逐渐增高，可选择含钙量较丰富的无机钙，如碳酸钙。⑤增加户外活动的时间，更好地促进食物中钙的吸收及骨骼的形成。⑥中国营养学会推荐儿童钙的每日摄入量：0~0.5岁、0.5~1岁、1~5岁、6~10岁分别为400毫克、600毫克、800毫克、800~1200毫克。

如何补铁

食物中的动物肝脏、瘦肉、蛋黄、绿叶蔬菜和某些水果中含铁均很丰富。

不同时期补铁的方法：①母乳喂养时期，母乳含铁量很低，1000毫升母乳含铁量仅有1.5~2.0毫克，但吸收率高达50%。因此，半岁前的足月婴儿无须专门补铁，婴儿半岁后，还继续母乳喂养的话，可以适当添加一些含铁高的奶粉。②超过半岁的孩子，要及时添加含铁丰富的食物。可以给孩子喂强化铁的奶粉、米粉、饼干等。③1岁左右的孩子，食用含铁丰富的食物。多选择富含血红素铁的食物，如动物肝脏、瘦肉、鱼、鸡血、鸭血、鲜蘑菇、黑木耳、发菜、大枣、芝麻酱及豆制品等。多吃富含维生素C的食物，会使铁的吸收率提高4倍以上。樱桃、橙子、草莓和香椿、蒜苗、菜花、苋菜等都是适合孩子食用的维生素C含量较高的水果和蔬菜。

如何补锌

若在婴幼儿脑发育的关键时期缺锌，会导致不可弥补的损害。造成婴幼儿缺锌的原因主要是膳食不合理；其次是孩子挑食，他们多喜欢吃零食如巧克力、冰激凌、冰棍、雪糕、糖果之类，不肯按时进三餐，以致缺锌。初乳（新生儿出生后头五天的母乳）内锌含量很高，坚果类（如核桃等）、瘦肉、动物肝脏、蛋和海产品含锌较多，其次为乳制品、豆类及蔬菜等。4个月以内的孩子每日需要量为3毫克，6~12个月的孩子每日需要量为5毫克，注意通过膳食补锌。

为了防止锌的缺乏，应鼓励孩子多吃瘦肉、猪肝、鱼类和蛋黄等动物性食物，养成良好的饮食习惯，不偏食和挑食。大米、玉米、面粉、蔬菜和水果类中锌含量少，低于5毫克，在食用这些食物的同时要注意补锌。

根据缺锌的程度不同，除及时添加含锌丰富的食物外，还可按医嘱服用锌制剂，如葡萄糖酸锌、硫酸锌、甘草锌、醋酸锌和复合维生素锌等。通常孩子服用1~2个星期后，食欲便可明显增加。整个疗程应维持2~3个月，注意不要过度补充。

水

水被称为人类生命的源泉，是维持生命的重要物质。水在人体所占的比例随年龄不同而不同，水在新生儿体内占体重的80%，在婴儿体内占体重的70%，在幼儿体内占体重的65%。在孩子生长过程中，水是必不可少的。

每天应摄入多少水

儿童水的需要量与能量摄入、食物种类、肾功能成熟度、年龄等因素有关。婴儿新陈代谢旺盛，水的需要量相对较多，每天每千克体重需要150毫升水，以后每3岁减少约25毫升。根据《中国居民膳食指南》《中国学龄前儿童平衡膳食宝塔》及《中国学龄儿童膳食指南》建议，10岁以下的孩子，对于水的需求量因年龄有所不同：6个月~1岁，每天水总摄入量为900毫升（奶/食物+饮水），其中饮奶量为500~700毫升；1~2岁，水总摄入量1300毫升（奶/食物+饮水），其中饮奶量400~600毫升；2~3岁，饮水量600~700毫升；4~5岁，饮水量700~800毫升；5~7岁，饮水量800毫升；7~10岁，饮水量1000毫升。

孩子喝水应该注意什么

❀ 当孩子高热、呕吐、腹泻时，可能会出现脱水，要注意及时给孩子补足水分。

❀ 喝水的时间是有讲究的。饭前1小时内、吃饭时、睡前都不要喝水，否则冲淡胃液会影响消化及睡眠。

❀ 不要以冷饮和果汁代替饮水，不要让孩子喝糖水，体内碳水化合物过多会导致肥胖。

❀ 观察孩子的尿量，如果在半天内孩子排尿很少，尿色又深，那么就要给孩子饮水。

❀ 不要给孩子喝生水，这会干扰孩子的胃肠道，引起腹胀和腹泻。

膳食纤维

膳食纤维是一种特殊的多糖，它既不能被胃肠道消化吸收，也不能产生能量，但却对人体健康有着重要的作用。根据是否溶于水，膳食纤维分为可溶性膳食纤维和不可溶性膳食纤维。纤维素是由葡萄糖组成的大分子多糖，是植物细胞壁的主要成分。纤维素是世界上最丰富的天然有机物。食物中的纤维素（即膳食纤维）可以帮助人体的消化系统正常运行，对人体有不可忽视的作用。

膳食纤维的分类及来源

可溶性膳食纤维

来源于果胶、藻胶、魔芋等。如魔芋的主要成分为葡甘聚糖，是一种可溶性膳食纤维，能量很低，吸水性强，具有良好的降血脂、降血糖及通便作用。

不可溶性膳食纤维

最佳来源是全谷类粮食，其中包括麦麸、麦片、全麦粉及糙米、燕麦全谷类食物、豆类、蔬菜和水果等。不可溶性纤维对人体的作用首先在于促进胃肠道蠕动，还能在大肠中吸收水分软化大便，可以起到预防便秘的作用。

膳食纤维的作用

- 膳食可吸收水分使粪便保持一定量的水分，避免新生儿大便干燥，对便秘、痔疮等疾病有预防和治疗作用。

- 预防动脉硬化、冠心病等心血管疾病。实验证明，膳食纤维与胆固醇的代谢产物胆酸在肠道中结合，从而减少新生儿对胆固醇的吸收。

- 膳食纤维使肠管蠕动加快，促进消化功能，对厌食的孩子有所裨益。膳食纤维使肠管蠕动加快，减少了肠道中致癌物质的停留时间，降低了肠癌发生的风险。

- 膳食纤维在新生儿食物中起支架作用，给人以饱腹感。

膳食纤维的添加时期

刚出生不久的孩子其体内消化酶功能尚弱，胃液少、胃酸酸度低，不宜给予纤维素类食物。随着孩子的长大、消化功能的健全，就应逐步添加纤维素类食物。一般从 4~5 月龄起，就应逐步培养孩子良好的饮食习惯，开始添加纤维素类食物，安排的膳食不宜过分精细。纤维素类食物可加工成糊状、泥状、碎末，如米糊、菜泥、胡萝卜泥、土豆泥以及各种水果等，然后逐步过渡为块状。

孩子营养总体安排

如何科学、合理的摄入这些营养物质以满足不同年龄阶段孩子的成长需要呢？

0~3 月龄新生儿及婴儿以母乳喂养为主，母乳中含有丰富的脂肪、糖等营养物质，以及不可替代的免疫成分，如分泌型 IgA（SIgA），可满足新生儿生长发育的需要，且容易消化吸收，因而此期不需要额外补充其他食物。这个时期需每日补充维生素 D 到 3 岁。

4~12 月龄婴儿开始长牙，可开始吞咽非流质的食物。对于 4~12 月龄婴儿除母乳喂养外，应逐渐添加辅食，辅食从泥状食物，如菜泥、水果泥等可逐渐过渡到碎的食物，如软饭、碎肉、碎菜等，遵循由稀到稠、由少到多、由一种到多种、由细到粗、由软到硬的原则。此期婴儿易缺乏维生素 C，尤其是人工喂养的婴儿，应添加含维生素 C 的菜汁及水果汁。4~12 月龄的孩子每日钙、铁、锌的推荐摄入量分别为 400 毫克、10 毫克、8 毫克。

1~3 岁幼儿的体格发育较之前稍减慢，而智力发育增快，需要丰富的维生素 A、维生素 C 帮助营养吸收，促进智力的发育等。此期的孩子每天须保证牛奶、肉、鱼、蔬菜和水果等的摄入。每日钙、铁、锌的推荐摄入量分别为 600 毫克、12 毫克、9 毫克。

4~6 岁学龄前期孩子的脑和神经系统发育逐渐成熟，需要充足的营养，遵循多种食物合理搭配的原则。因咀嚼和消化能力发育不成熟，应避免食用过硬及难以消化的食物。随着户外活动的增加，对维生素 D 的需求较之前减少。每日钙、铁、锌的推荐摄入量分别为 800 毫克、12 毫克、12 毫克。

7~11 岁学龄期孩子容易出现缺铁性贫血及一些维生素的缺乏，应合理食用各类食物，均衡膳食。7~11 岁孩子每日钙、铁、锌的推荐摄入量分别为 800 毫克、12 毫克、13.5 毫克。

12~20 岁青少年的体格生长发育再次加速，同时生殖系统发育加速，加上活动量大，学习任务重，对能量及各种营养物质的需求量急剧增加，所以需要多吃谷类、豆类等提供充足的能量，确保肉、蛋、奶、水果、蔬菜等的摄入，并坚持运动。

膳食营养建议：应根据不同的年龄合理安排，遵循多种食物合理搭配的原则，确保营养摄入的平衡。对孩子来说，应多吃用以供能为主的谷类、豆类，以提供蛋白质为主的奶、鱼、肉、蛋等，以及富含维生素、膳食纤维的蔬菜、水果等，并且保证饮水的充足，少喝饮料。养成良好的饮食习惯，不挑食，坚持适当的运动，对孩子的健康成长至关重要。

❋ 儿童发育迟缓家庭康复

孩子营养差，你需要了解这些

民以食为天，孩子主要是从食物中获取营养以满足生长发育的需要以及维持身体各项生理功能的正常运转。很多家长认为孩子吃好喝好，孩子就会有营养。如今，生活水平提高了，孩子们的营养是否也跟上了呢？

孩子容易出现哪些营养问题

根据中国营养学会发布的《中国0~12岁儿童营养状况流行趋势图解》，我国0~12岁儿童营养问题主要集中在3个方面，分别是营养不良、微量元素缺乏和超重肥胖。

营养不良，主要表现为消瘦、生长发育迟缓和低体重。儿童营养不良，多因能量和蛋白质摄入不足所致。在经济欠发达的地区，儿童营养不良的发生率较高。除了遗传、疾病等因素，儿童营养不良大多由于不健康的饮食行为所致，比如不爱吃富含蛋白质的肉类、蛋类和奶制品等。

微量元素缺乏，缺铁性贫血最常见。若不重视摄入富含铁的食物，容易发生缺铁性贫血，表现为面色苍白、精神不振、烦躁等。对于处在大脑发育关键期的儿童来说，贫血对智力的损害尤其严重。

给婴幼儿添加辅食时，首选强化铁米粉，并适当添加蔬菜和肉泥。对于稍大的孩子，补铁主要依靠动物性食物中的血红素铁，比如红肉、动物肝脏。补铁的同时可以吃些富含维生素C的果蔬，如青椒、鲜枣、猕猴桃、柑橘等，能让补铁效果翻倍。

超重肥胖的孩子多因能量摄入过多但消耗过少，导致多余能量转化为脂肪堆积在体内所致。儿童超重肥胖，会增加高血压、高血脂、Ⅱ型糖尿病等慢性疾病的风险。如果家里有超重肥胖的孩子，家长应每周为其测量一次体重，增加孩子的户外活动时间。饮食方面，少喝饮料，不吃饼干、薯片等零食；多吃果蔬和全谷杂粮；把煎、炒、炸等烹饪方式改成蒸、煮、炖和凉拌；饮食应注意少油、少盐、少糖。

Part 11　吃得好睡得香：儿童营养、睡眠家庭康复指导

孩子挑食、厌食该怎么办

什么是挑食

严重挑食是一种心理疾病，称为选择性饮食障碍。孩子挑食的原因主要有吃零食、饭菜不可口、边玩边吃或边看电视边吃、父母包办喂食等。

挑食的危害

🌸 孩子挑食偏食，会导致营养失衡，并引起生长速度减慢及营养不良。

🌸 抵抗力差，易生病：由于饮食不均衡，挑食的孩子不能很好地从食物中获取营养来提高免疫力，因而更容易生病。

🌸 影响智力发育，身体免疫力差，挑食偏食的孩子容易出现注意力不集中的现象。

🌸 形成不良性格，营养不均衡还会促使孩子形成极端性格。家长若经常用威胁、责骂等方法逼迫孩子吃东西，会使孩子产生逆反心理，长此以往使亲子关系变得紧张，这些负面影响都是不良性格的起因。

孩子挑食，家长应该这样做

孩子挑食的很大根源在于家庭。要想改变孩子挑食的习惯，需要家长和学校老师携手，做到以下几个方面。

🌸 家长亲身体验：对于孩子不喜欢的食物，建议家长尝试制作，并与孩子一起品尝。要与孩子一起吃，并且表现出吃得很香、很满意的神色，给孩子提供积极仿效的机会。

🌸 孩子亲身体验：邀请孩子参与烹饪过程。当他们享受自己的劳动成果时，就会胃口大增，甚至愿意愉快地接受不喜欢的食物的口味。

🌸 营造愉快的进餐氛围：在进餐时，不管孩子犯了什么"错误"，都不要恐吓、责骂或惩罚孩子。要通过奖励、鼓励等方式，让孩子愉快进餐，乐于进食。

🌸 帮助孩子养成良好的进食习惯：在进食时，不要看电视，以免分散孩子的注意力，也不利于孩子消化。

🌸 控制孩子的零食：家长可通过引导幼儿看书、游戏等方式分散其注意力，也可以给孩子少吃点水果，这样有饥饿感的孩子在正餐时即使不喜吃的食物也会吃得很香。

🌸 利用适当的运动促进孩子食欲：当孩子没有食欲时，可以让孩子

跑跑步、骑骑小自行车，进行多种体育活动，从而消耗更多的能量，使之食欲和食量增加。

❀ 改变食物烹调方法：家长可以改变食材的烹调方法，将老式的炒、炖变成蒸、包、炸、煮等，让孩子有色香味的刺激，尝试不同的口味。

什么是厌食

儿童厌食是儿童摄食行为异常的一种，常见于1~6岁儿童，表现为较长时间食欲缺乏或食欲减退，甚至拒食，若长期得不到改善，可导致患儿营养不良，影响生长发育，并造成患儿免疫力下降。孩子厌食的主要原因是由于喂养不当，或平时饮食没有节制，以及长期挑食偏食。

厌食的危害

孩子厌食容易导致能量摄入不足而产生营养不良，导致机体出现各种功能障碍，如便秘、胃胀、恶心、呕吐、嗳气等胃肠道症状，以及疲乏无力、怕冷、头晕、气短等。另外因长时期的食欲不振、拒食，孩子常伴有面色萎黄、形体消瘦，可伴有代谢和内分泌紊乱。有条件的话，可做微量元素检查，儿童厌食常伴有铁缺乏、锌缺乏。

孩子厌食，家长应该这样做

孩子精神情绪方面过度紧张是导致厌食的主要原因之一，家长可以通过以下心理行为干预方法来介入。

❀ 通过讲故事的形式，教育患儿认识合理饮食的好处及不合理饮食的危害，纠正不良的饮食习惯。

❀ 制订饮食行为记录单。

❀ 应用阳性强化法，当患儿出现好的行为时，及时给予强化。

❀ 正确的心理引导可以有效帮助孩子提高进食兴趣。切勿在孩子情绪异常时强迫孩子进食，要耐心引导，帮助孩子调整异常情绪。通过对孩子的悉心教育，使孩子明白进食的重要性，从而逐渐养成主动进食的习惯，提高孩子的独立性。

❀ 如果情况严重，应及时带孩子就医。

孩子营养不良该怎么办

营养不良是由于热量或蛋白质不足以致不能维持正常代谢，出现体重不增及生长发育停滞。发现孩子有营养不良的情况，首先要寻找营养不良的原因。如果是由慢性疾病如肠炎、感染等造成，需要积极治疗原发病。如果是吞咽困难造成的，要积极进行吞咽治疗。如果是营养摄入不均衡引起的，要调整饮食习惯，保证营养充足。还可以在医生的指导下补充维生素或锌元素，改善孩子的消化功能。长期营养不良的孩子应及时到医院就诊。

孩子每天需要多少能量

人体能量代谢的最佳状态是达到能量消耗与能量摄入的平衡，能量缺乏和过剩都对身体健康不利。儿童总能量消耗量包括基础代谢率、食物的热力作用、生长、活动和排泄 5 个方面。因此不同年龄的孩子每日所需要的能量不同。根据中国营养学会膳食营养素参考摄入量建议，2~3 岁孩子的能量需要量为 1000~1250kcal/d，4~6 岁需要量为 1200~1400kcal/d，7~10 岁需要量为 1350~1800kcal/d，11~13 岁需要量为 1800~2050kcal/d，14~17 岁需要量为 2000~2500kcal/d。家长应该根据孩子的年龄和活动消耗等，合理地给孩子补充营养。

孩子营养不良，家长应该从这几方面干预

饮食调整： 每天保证优质蛋白质的摄入，比如蛋类、奶制品、豆制品、肉类、鱼类等。导致孩子营养不良大多数是由喂食不当和饮食习惯不良造成的，家长在烹饪这些食物时可以搭配孩子喜欢的食物或调料，装进漂亮的餐具里，吸引孩子对进食的兴趣。孩子如果看上去消瘦、皮肤干燥，出现体重增长缓慢，甚至下降等都是营养不良的表现，应及时调理，多吃蛋白质、脂肪类的食物保证营养的供应，同时要补充维生素来促进钙铁等微量元素的吸收，促进骨骼的发育，维持皮肤的健康。要保证孩子营养均衡，食物搭配合理，可参考中国营养学会发布的婴幼儿及学龄前儿童平衡膳食宝塔。

认知行为干预： 告诉孩子均衡饮食的好处，把不挑食和孩子所注重的目标结合起来，比如长高、有力气、变漂亮等，并举例不好好吃饭的害处。

运动： 适当的运动可以促进孩子胃肠道的蠕动，有助于食物消化

吸收，还能提高孩子的食欲。另外运动可以消耗孩子的能量，让孩子睡得更香。运动还能促进生长激素的分泌。

❋ 情绪：保持轻松愉悦的家庭氛围，让孩子维持良好而稳定的情绪。

3 呼呼大"睡"：怎么睡才能健康成长

你了解睡眠吗

人一生中有三分之一的时间是在睡眠中度过的，睡眠是生命的需要，人不能没有睡眠。睡眠对于孩子的生长发育及健康也起着十分重要的作用。睡眠是大脑皮质以及皮质下中枢广泛处于抑制过程的一种生理现象，规律的睡眠是生存的前提，也是健康和生存所必需的。

睡眠周期

睡眠存在一个生物节律，即在 90~100 分钟的时间经历一个由 5 个不同阶段组成的周期。国际上将睡眠阶段分为五期：入睡期（第Ⅰ期）、浅睡期（第Ⅱ期）、熟睡期（第Ⅲ期）、深睡期（第Ⅳ期）和快速动眼期（第Ⅴ期）。

1 入睡期

第Ⅰ期是睡眠的开始，昏昏欲睡的感觉就属于这一阶段。此时脑波开始变化，频率渐缓，振幅渐小。脑电图上表现为低波幅 θ 波和 β 波，α 波逐渐减小。

2 浅睡期

第Ⅱ期开始正式睡眠，属于浅睡阶段。此时脑波渐渐不规律，频率与振幅忽大忽小，其中偶尔会出现被称为"睡眠锭"的高频、大波幅脑波，以及被称为"K结"的低频、大波幅脑波。

Part 11 吃得好睡得香：儿童营养、睡眠家庭康复指导

❸ 熟睡期和深睡期

第Ⅲ期和第Ⅳ期是沉睡阶段，孩子不易被叫醒。此时脑波变化很大，频率 0.4~4Hz，且振幅增加较大，呈现变化缓慢的曲线。

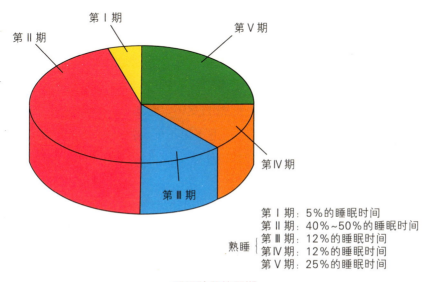

睡眠阶段的五期

以上四期的睡眠时间共要经过 60~90 分钟，而且均不会出现眼球快速跳动现象，故统称为非快速动眼期。

快速动眼期

在第Ⅴ期中，脑波迅速改变，出现与清醒状态时脑波相似的高频率、低波幅脑波，但其中会有特点鲜明的锯齿状波。孩子通常会有翻身的动作，并很容易惊醒，似乎又进入第Ⅰ期的睡眠，但实际是进入了快速动眼期的睡眠阶段。此阶段孩子往往正在做梦。

不同年龄的睡眠差异

新生儿平均每天睡 16 小时，婴儿睡眠时间逐渐缩短，至 2 岁时睡 9~12 小时。成年人的睡眠时间因人而异，通常为 6~9 小时不等，一般认为 7 小时左右是合适的。老年人的睡眠经常是 6 小时。根据脑电图的分析，

新生儿的快速动眼睡眠约占睡眠总时间的50%，并且入睡后很快就进入快速动眼期，中年人快速动眼睡眠约占20%，而老年人快速动眼睡眠则不到20%。在成年人中凡快速动眼睡眠时间低于15%或高于25%的，则被认为不正常。同样，非快速动眼第Ⅳ期也随年龄增长而逐渐减少。至于睡眠与觉醒的周期更替，新生儿每日5~6次，婴儿逐渐减少，学龄孩子每日1~2次。

良好的睡眠比黄金还重要

良好的睡眠对孩子的成长至关重要。人体的很多生理过程都是在睡觉时完成的，如肌肉的生长、生长激素的释放和身体组织的修复等。孩子在睡觉时，大脑的组织结构会产生细微的变化，这些变化在孩子的运动、认知、语言的发育中起着关键作用。睡眠不足不但会影响孩子的成长和发育，还会影响孩子的行为，如多动症和躁狂等。

促进生长发育

睡眠对孩子的生长发育作用重大。孩子长高最重要的激素就是生长激素。在正常情况下，夜间分泌的生长激素为白天的3倍。一般睡眠后45~90分钟，孩子开始分泌生长激素，平均在睡眠70分钟后达到分泌高峰。如果入睡时间推迟，生长激素的释放便随之延迟，直到睡熟，生长激素才开始分泌。如果夜间不睡觉，生长激素的分泌则很少。

睡眠时，脊柱、双腿、关节的骺软骨全部处于放松状态，摆脱了身体压迫及重力影响，可以自由伸展，所以早上起床时比晚上要高出0.5~1.5厘米，可见，睡眠有利于骨骺发育。为了孩子正常的生长发育，首先应保证孩子有充足的睡眠时间，年龄越小的孩子睡眠时间越要长。一般情况下，新生儿每天睡18~22小时；婴儿每天应睡14~18小时；1~2岁的孩子，每天应睡13~14小时；2~4岁的孩子，每天应睡12小时；4~7岁的孩子，每天应睡11小时；7~15岁的孩子，每天应睡10小时；15~20岁的青少年，每天应睡9~10小时。睡眠不仅要看时间长短，还应注意睡眠质量。青少年开夜车、熬夜都会影响睡眠质量；孩子睡前吃食物、父母陪睡、睡软床，也会影响睡眠质量，所以应该养成良好的睡眠习惯。

促进智力发育

科学研究发现,孩子在熟睡之后,脑血流量明显增加,因此睡眠还可以促进脑蛋白质的合成及孩子智力的发育。如果睡眠不足,大脑疲劳长时间得不到恢复,将会导致反应迟钝、注意力不集中、记忆力和理解力下降,阻碍认知能力的发展。

减少肥胖率

多数父母都认为,孩子睡得越多,越容易肥胖。殊不知实情却正好相反。睡眠的时间越长,体内就会产生越多的激素,而激素有燃烧脂肪的作用。

每晚睡眠时间不超过4小时的人,他们肥胖的概率比每晚睡眠时间在7~9小时的人高73%。平均每晚睡眠时间在5小时的人发生肥胖的概率是50%。而平均每晚睡眠时间在6小时的人其肥胖概率只有23%。

减少近视

睡眠与生长激素的分泌有关。目前,眼科专家已经把睡眠不足列为造成孩子中、低度近视的首要原因,其次才是看电视时间过长、躺着看书、体内缺锌等。

孩子为什么会睡不好

孩子睡不好有哪些表现

孩子睡眠不良的表现有入睡困难、睡眠昼夜节律紊乱、睡眠摇头、失眠、夜惊、梦魇、梦游症、遗尿症、磨牙等。不同年龄段孩子睡眠障碍的表现有所差异,婴幼儿常见的睡眠问题有昼夜节律紊乱和婴幼儿睡眠不安、婴幼儿睡眠呼吸暂停、婴儿猝死综合征等。幼儿及学龄期孩子的睡眠问题主要有夜惊、梦游症、梦魇。而青春期孩子的睡眠问题最常见的是发作性睡病和失眠症。

昼夜节律紊乱

昼夜节律紊乱主要表现为白天和夜晚睡眠时间和规律紊乱,出现白天嗜睡或难以克制的睡眠,而晚上保持清醒、难以入睡。

婴儿睡眠不安

婴儿睡眠不安是婴儿期睡眠障碍中最常见的临床症状，大多发生在夜间，表现为1~4月龄入睡困难、睡眠维持困难、睡眠时容易醒来，需要喂食后才能继续入睡。在睡眠启动中，常需要某些伴随物如洋娃娃、奶嘴等的帮助入睡，或者依赖习惯的条件，如床、枕头、被子以至父母的怀抱、轻拍、哼歌、讲故事、抚摸摇晃等，否则便难以入睡或夜间醒后再度入睡困难，甚至啼哭吵闹。6月龄后，一般在晚间睡眠中无须进食，但如果此时仍频繁地喂食，将导致夜尿次数增多，进而干扰孩子晚间睡眠的维持和导致正常睡眠－觉醒昼夜节律紊乱。多数孩子至3~4岁时症状可自行缓解，少数孩子症状可持续至7~8岁。

夜惊

夜惊也称睡惊症，是一种在学龄前3~8岁开始出现的睡眠障碍，男孩中常见。该病发作多在开始入睡一段时间后（即深睡眠期，非快速动眼期的第Ⅲ、Ⅳ期）突然惊醒、瞪目、起坐，有时哭叫、躁动不安，神情十分紧张、恐惧，伴有呼吸急促、心跳加快、面色苍白、出汗、瞳孔扩大、皮肤潮红等自主神经症状。意识呈朦胧状态，呼之不应，也可伴幻觉，通常历时数分钟，清醒后对夜惊发作完全遗忘，偶尔可有片段记忆。这些孩子会表现得非常害怕，不愿独自睡觉，需要在父母房里熟睡后才能被移回到自己的房间；另一些孩子则表现为用各种方法拖延上床时间，不自觉地把睡觉时间看成是和父母分开的时间。

梦游症

梦游症又称梦行症，是异态睡眠的一种，与觉醒障碍有关。典型的梦游症发生在孩子开始睡眠后3小时内，孩子入睡后自己起床走动，甚至开门到户外，或者打开抽屉，做其他事情等，这类动作持续15~30分钟后自己又上床睡觉，次晨醒后，父母询问昨晚发生的事情，孩子完全不知道。很多孩子成年后症状会逐渐消失，这提示孩子的梦游症可能是由于中枢神经系统发育不成熟所致。

梦魇

梦魇又称梦中焦虑发作，是指孩子做内容恐怖的梦所引起的焦虑、恐怖发作。梦魇一般多发生在10岁以前，女孩比男孩多，特别多见于焦虑和有情绪问题的孩子。下半夜多见，孩子醒后通常很快清醒，并且仍记得梦的内容。这类孩子往往害怕入睡，入睡前要求父母陪在身旁。此时父母要告诉孩子梦中所发生的事情是虚构的，不会对他们有伤害，不必害怕。

发作性睡病

发作性睡病是一种以睡眠过多及白天不可抗拒的睡眠为特征的睡眠障碍性疾病，其主要症状包括睡眠过多，即有过多的白天睡眠时间；睡前幻觉，即入睡恐惧、反复出现幻想画面；猝倒，这是由于肌群的紧张性突然下降所致，症状易与失神性癫痫相混淆。发作性睡病经常在青春期首先表现出症状，但其症状多数并不典型。

失眠症

失眠症是一种以入睡困难或难以维持睡眠并在睡后仍觉疲倦为特征的睡眠障碍，青春期发病率为10%~20%。这个综合征表现为入睡困难和早晨难以觉醒，这种异常的睡眠规律对日常的学习和生活产生影响，但其睡眠时间的长度和睡眠质量是正常的。

孩子睡不好的原因有哪些

不良的生活习惯

在作息时间不规律的孩子中，睡眠问题的发生率明显要比正常孩子高。婴幼儿期是睡眠发展及睡眠习惯形成的关键时期，许多睡眠障碍源于孩子早期的不良睡眠习惯。有研究者整合了495个学龄孩子的睡眠资料后发现，孩子白天看电视时间过长、正常就寝时间仍然看电视的习惯会给孩子的睡眠带来不利影响。主要表现为抵抗睡眠、入睡困难、睡眠时焦虑等。

睡眠环境不良

较差的睡眠环境是引起孩子睡眠障碍的最直接原因，如噪音、强光刺激等。噪音会引起孩子体内儿茶酚胺分泌量增加，孩子长期居住在嘈杂环境中，如交通主干道、飞机场附近，其阅读理解能力及长期记忆能力都会受损。婴儿睡眠不安往往与身体不适导致大脑有一定强度的兴奋灶有关，如室温不合适、尿布变湿或太紧等。这些睡眠问题一般会在睡眠环境改善后自行消除，是一过性的功能性睡眠障碍。

睡眠姿势不当

睡眠姿势与睡眠障碍相关，孩子以仰卧位最好，其次为侧卧位、俯卧位。有些发育迟缓的孩子如果脊柱后伸模式明显（即头后仰明显），则不宜采用侧卧位睡眠，而应采用仰卧位，且头部垫枕以使孩子头部保持中立；如果有舌后坠者，则不宜采用仰卧头后垫枕位，而应采用仰卧位，且颈后垫一圆软枕以使头后仰侧偏；对于吞咽功能不好的孩子，为减少口水误吸，应采用侧卧位睡眠，不宜采用仰卧位睡眠；对于肥胖且经常睡觉打鼾的孩子，可以试着采用侧卧位以减轻打鼾。注意孩子的睡眠姿势，培养良好的睡眠习惯，有助于预防和改善睡眠障碍，提高孩子的睡眠质量，促进孩子健康成长。

家庭紧张因素

很多发育迟缓的孩子的家长都存在明显的心理健康问题。悲观、轻视、恐惧以及对经济的顾虑等多方面心理反应均成为家庭的紧张因素，从而淡漠或疏远了与孩子的情感交流，甚至对孩子产生厌烦心理，这些均能引起孩子的情感障碍，使其睡眠产生障碍。

养育方式存在问题

家长由于缺乏经验，所以养育方式有多种问题。只要家长改变不良的抚养方式，孩子的睡眠很快就能得到改善。

睡前过量的功能训练

部分父母认为此时给孩子加大训练会让孩子累了睡得更好；还有的父母由于白天工作忙没有时间给孩子做训练，而在睡前进行强迫性训练，导致孩子哭闹、情绪激动、紧张，此时孩子则容易在睡眠中出现夜惊、频醒等。

体质

体质较差的孩子容易多次患呼吸系统疾病，尤其是上呼吸道感染。常引起孩子入睡困难，同时使夜醒、尿床、磨牙、梦呓等问题的发生率增加。

气质

通常脾气较暴躁、经常无端生气或哭闹的孩子睡眠质量多不理想。

其他

遗传因素和出生史。

孩子睡眠差，会带来什么影响

拥有良好的睡眠对孩子的健康成长有着重要作用。如果孩子的睡眠质量下降或睡眠时间不足，则会影响孩子的生长发育，进而影响学习能力、心理健康等多个方面。睡眠不良对孩子的多元化影响主要包括以下几个方面。

白天嗜睡
上课打瞌睡，注意力难以集中，学习成绩下降。

不良行为
习惯性打鼾可使快速动眼睡眠减少，影响学习记忆功能；习惯性打鼾是孩子多动症的危险因素，表现为注意力缺陷和多动，易被激怒，出现好斗、攻击行为等。

免疫力下降
睡眠不足会导致人体的免疫力下降。例如，连续两周每天只睡4~6小时，体内淋巴细胞的数量减少28%，免疫细胞的活力减弱28%，免疫力就下降了接近一半。孩子长时间睡眠不足，同样会像成年人那样，引发失眠症，从而导致各种慢性生理疾病的发生。

意外伤害率上升
常发生意外伤害的孩子多伴有睡眠问题，尤其是睡眠焦虑。

学校适应能力下降
伴有睡眠问题的孩子早晨起床困难，容易出现迟到、违反校规等表现；人际关系受挫，同学之间、师生之间关系紧张。

对孩子成长造成不利的影响
研究表明，2岁前每天睡眠不足12小时的孩子，3岁时发生超重的危险是睡眠充足孩子的两倍。睡眠不足的孩子，更容易出现好斗行为，同时还可能伴有多动症、自我控制能力差、容易精神不集中等问题，且容易被激怒；认知功能受损，学习能力下降。

其他
夜间睡眠不足还会扰乱生长激素的正常分泌，使免疫系统功能受损，内分泌失调，出现生长发育迟缓、发胖等。

如何判断孩子有睡眠障碍

睡眠障碍的诊断标准：①入睡困难，很难进入平稳的睡眠状态。②睡眠不安，入睡所需平均时间超过20分钟或每夜睡眠中转醒频繁。③昼夜节律紊乱，白天睡眠难控制，夜间清醒；入睡过早，甚至傍晚入睡；早晨醒来困难。④尿床、磨牙、梦呓、鼾症、梦魇、夜惊、梦游症等。以上情况之一每周发生3次，并持续至少1个月，即可诊断为睡眠障碍。

如何打造优质睡眠

睡眠在孩子的生长发育过程中占有举足轻重的地位，睡眠问题不仅对孩子的体格生长造成影响，还对孩子的智力、认知、行为、学习、社交能力等带来短期或长期影响。那么如何帮助孩子拥有一个良好的睡眠呢？

采取正确的抚养方式

❀ 保持孩子的睡眠环境安静和光线较暗，睡前半小时关灯、关电视，室温维持在24~26℃。

❀ 实行严格的入睡、起床时间，养成良好的睡眠习惯，加强昼夜生理周期的培养，有利于减少睡眠障碍的发生。

❀ 入睡前避免饥饿，定时（婴儿建议每4小时喂养一次）喂养，睡前或夜间不宜饮水过多，睡前排空大小便，以免扰乱睡眠。

❀ 让孩子与母亲分别盖被，避免睡觉时翻身相互干扰。

❀ 让孩子自己入睡，不要抱、拍、摇或含着乳头入睡。由于睡眠周期决定孩子夜间会醒，学会自己入睡的孩子夜间醒来后会再次自然入睡，进入下一个睡眠周期。所以不要当孩子一有动静立即给予反应。另外，不要养成睡前哄或含乳头的习惯，否则夜间醒来也要求达到同样条件，达不到要求时就会哭闹。

❀ 对夜间经常出现睡眠障碍的孩子，家长需要调整心态，改变不良的抚养方式。不可对孩子训斥、惩罚甚至打骂，这会加重孩子的紧张情绪，使孩子睡眠状况越来越糟。

❀ 睡前1~2小时避免剧烈活动或玩得过于兴奋，白天睡眠时间不宜过多。

❀ 注意睡眠安全，床应有护栏。

❀ 晚餐不要太晚，应进食易消化的食物。

睡姿的选择

一般来说，孩子睡眠以仰卧位最好，依次为侧卧位、俯卧位。①对于肢体紧张的孩子，睡眠一般不宜长期采用仰卧姿势，而以侧卧位为好，因为该体位可以使紧张肌肉的张力得到改善。对于这部分孩子，在白天的活动、训练中要设法使其逐渐习惯于侧卧位；还可应用侧卧位板固定孩子的身体，以及可应用枕、颈部垫及其他辅助器具帮助其实现侧卧。②对于紧张性姿势反射阳性的孩子采用侧卧位是比较困难的，因为让孩子在侧卧位上充分屈曲四肢很困难，即使被动地使孩子处于完全屈曲的侧卧位，孩子也会伸展自己的身体而变为仰卧位，因而对于这部分孩子的睡眠以仰卧位较为理想。③在给非对称性紧张性颈反射阳性孩子采取仰卧位睡姿的同时，一定要观察其在仰卧位时头经常会转向哪一侧，如果是经常转向右侧，则摆放床的位置时要考虑到对孩子的所有刺激物，包括窗户、门、光源、电视、玩具等都应该放置在孩子的左侧，这样可诱导孩子头转向左侧，抑制其头经常右转的倾向。④对于严重屈曲型痉挛的孩子，让他们俯卧位睡时，可在其胸前部放一个枕头，使其前臂向前伸出，这有利于孩子抬头或转头，便于入睡。

减少家庭紧张因素

家庭的紧张因素及父母的消极态度不但会给孩子的睡眠带来不良刺激，更会不同程度地影响孩子的心理发展。对孩子缺乏关爱，会使孩子变得面无表情、不安、疑虑、孤独，从而影响性格和学习兴趣形成，甚至脱离社会。此外，还会产生一些心理疾病，如神经性厌食等。对家长应进行儿童发育迟缓知识及康复知识的宣教等，有助于消除家长过度的担心和忧虑，改善孩子的家庭环境。

睡前不宜进行功能训练

睡前应尽量减少孩子的功能训练，可以改为看图识物、讲小故事、听一些舒缓音乐，或者给予其肢体适当的按摩等。

采取帮助入睡的措施

1

睡前用温水泡脚
改善血液循环，促进睡眠。

2 听音乐

睡前给予舒缓的轻音乐（如摇篮曲）有助于发育迟缓的孩子入睡。有研究提示：经过音乐疗法的系统治疗，近60%的成人感到睡眠障碍减轻；失眠和神经衰弱的治愈率达到96%。

3 手法按摩

主要应用中医原理刺激穴位、激发经络的功能起作用，具有镇静安神、醒脑开窍等功效，达到调节机体各器官组织功能失调的目的。每晚睡前1小时用手轻而持续缓慢地按摩百会、四神聪等穴能有效缓解疲劳，促进睡眠。百会为督脉要穴，又名三阳五会，具醒脑开窍、温阳补气之效；四神聪为经外奇穴，位于百会前后左右各旁开1寸，是督脉经穴，位于巅顶三阳五会之所，其前后两穴均在督脉的循经路线上。按摩上述两穴，对促进睡眠、充养精神、强化记忆等具有特殊疗效。

支持性心理治疗

导致睡眠障碍的原因包括情绪问题、心理问题以及学业负担过重等。针对孩子因心理因素引起的睡眠障碍，主要由父母给予支持性心理治疗。先要了解引起睡眠障碍的心理原因，去除失眠诱因和不利睡眠的因素，给孩子足够的心理支持。帮助其消除精神压力，同时采取一些有助睡眠的方法松弛身心。注意养成规律睡眠的习惯，从而诱导良好的睡眠发生。也可采用认知行为疗法、行为疗法。认知行为疗法主要是纠正孩子错误或歪曲的认知问题，通过改变其对人、对己和对事的看法与态度来改善其心理问题。行为疗法：①促使建立或恢复正常的觉醒－睡眠节律，主要是采取措施，增强白天的精神和体力活动。白天定时在阳光下进行一些活动；阴雨天则改为在室内明光照射下进行肢体活动，但应避免过度劳累。②控制每次睡眠时间，保证有效睡眠。

刺激控制法

只在有睡意时上床；不在床上做睡眠以外的事；卧床 20 分钟后仍不能入睡就离开床，下地走走；无论夜里睡了多久，每天都坚持在固定的时间起床等。这种方法主要用于治疗入睡困难和睡眠维持困难。

光疗

可以让孩子处于相对封闭安静的环境中，选择强度 2000~2200 勒克斯的白光（建议选用 LED 灯），让孩子暴露在光下或置于距离孩子 1 米处进行照射，每日 2 小时，疗程为 1 周、10 天或 2 周不等，在治疗的同时进行睡眠情况的观察和记录。

药物

在药物治疗方面，由于镇静催眠类药物作用于中枢系统，而孩子正处于发育阶段，其神经系统、内分泌系统发育尚不健全，且长期使用镇静催眠类药物可产生精神及躯体上的依赖性，因此，对孩子睡眠障碍一般不使用药物治疗。但在其他治疗手段均无效的情况下，可在医生指导下适当使用镇静催眠类药物。

总之，孩子出现睡眠障碍可能受多种因素的影响，包括不良的生活习惯、睡眠环境不良、睡眠姿势不当、家庭关系紧张、养育方式不当和睡前过量训练等。针对以上各种问题，选择适当的方式去干预，不仅能改善孩子的睡眠障碍，对孩子的健康成长更具有重要意义。

（编者：洪永锋　赵伊婷　曾佩珊　郑　韵　韩明珊；审稿：徐开寿）

Part 12

"潜"程远大：开发儿童潜能的家庭小妙招

1 怎样的家庭环境有利于孩子发展潜能

2 怎样选择适合孩子的游戏和音乐

3 孩子生活不能自理，如何改造家庭环境

怎样的家庭环境有利于孩子发展潜能

科学系统的康复治疗有利于帮助孩子发展潜能,在孩子的康复过程中,除了大家常规概念中的训练外,孩子所处的环境也在孩子的康复进程中举足轻重。在这里,为大家引入一个新的概念——《国际功能,残疾和健康分类(儿童和青少年版)》(ICF-CY)。

ICF-CY是世界卫生组织分类中《国际功能,残疾和健康分类》的衍生分类,用于描述儿童及青少年的功能,残疾和健康状况,其引入的"生物-心理-社会医学模式"观念,改变了以往治疗中重功能、少参与、轻环境的治疗方式。在ICF-CY中,环境因素被定义为"构成人们生活和指导的物理、社会和态度环境",这要求人们对儿童和青少年的生活环境给予关注,强调给孩子提供有利的环境因素。孩子主要的生活环境是家庭环境,下文将围绕家庭环境展开介绍。

家庭环境包括哪些元素

家庭环境包含软环境、硬环境、内环境和外环境四部分。软环境指家庭的心理道德环境,包括家庭结构和带养方式。硬环境主要指家庭中可以用量化指标来评判和衡量的环境因素,包括家庭资源,父母文化水平和职业状况。内环境指家里的人或事,不容易被外人获知。外环境是指家庭外的人或事,如家庭的周围环境、周围人群情况,外部活动场所,外部人际关系等。

家庭环境对孩子的影响

孩子在成长过程中会受到不同的环境影响,形成不同的性格、价值观、世界观及人生态度。在挑剔中成长的孩子学会苛责,在敌意中成长的孩子学会争斗,在讥讽中成长的孩子学会羞怯,在羞辱中成长的孩子学会愧疚,在宽容中成长的孩子学会忍让，在鼓励中成长的孩子学会自信，在赞扬中成长的孩子学会自赏，在公平中成长的孩子学会正直，在支持中成长的孩子学会信任，在赞同中成长的孩子学会自爱，在友爱中成长的孩子学会关爱，可以说孩子的成长很大程度上取决于周围环境的影响。

家庭的情绪氛围是指家庭中占优势的一般态度和感受，它是通过语言和人际氛围构成的。这种氛围直接影响着家庭中每个成员的心理，尤其对孩子个性品格的形成意义重大。有的家庭成员之间和谐、融洽，尽管有时会发生分歧，但在原则问题上是团结一致的，在这样合作、包容的氛围下，不但使孩子学会了对人的帮助、合作、谅解，使孩子的思维、意志、能力等得到和谐发展，而且从中获得了安全感，形成乐于接受教育的自觉性。而在另一种家庭中，成员之间如同仇人，争吵不休，处事自私，互相折磨，家中犹如精神监狱，这样家庭的孩子心理往往不健全，甚至是畸形的，他们对事情冷漠、偏执、不合作，甚至把在家中所受的精神折磨发泄到别人身上以求心理平衡，这样的孩子容易犯罪闹事。

蒙台梭利教育强调环境的重要性，教育者的责任体现在为孩子创设一个自由的"有营养"的环境，为孩子的发展提供必要的物质文化条件和及时的帮助。在某一敏感期，孩子只对与形成某一特定品质有关的生活内容感兴趣，而且是强烈的兴趣，如果学习的内容恰好与形成这一品质的内在要求相符合，学习就快乐且容易，如果错过敏感期，则难以弥补，孩子的活动必须是其自由选择的，而不是由教育者任意安排的。

潜力的最佳发育时期和开发小妙招

在孩子的发育过程中至少存在九大功能的最佳发育时期，若能够在这些最佳时期内丰富相应的环境刺激，则有助于促进相应功能的发育。

语言最佳发育时期（0~6岁）

当孩子开始注视大人说话的口形，并发出"咿咿呀呀"的学语声时，就表示他们开始进入语言敏感期。语言能力会影响孩子的表达能力，因此，为帮助孩子在日后的人际关系中奠定良好的基础，家长在这个时期应经常和他们说话、讲故事，或者多使用"问句"与孩子交流，随时随地为孩子创造表达的机会。

秩序最佳发育时期（2~4岁）

孩子需要认识事物再熟悉环境，一旦他们所熟悉的环境消失，就会令他们无所适从，因此，首先应该帮助他们创造一个熟悉的环境，再进行秩序训练。孩子对秩序的敏感力常表现在对顺序性、生活习惯、所有物的要求上。如果成人没能提供一个有序的环境，孩子便会在一个无序的环境中建立起对各种关系的知觉，这样就有可能影响孩子日后的生活。

感官最佳发育时期（0~6岁）

孩子从出生起，就会通过听觉、视觉、味觉、触觉等感官来熟悉环境、了解事物。3岁前，孩子透过潜意识的吸收性心理来认知周围事物；3~6岁则能具体地通过感官分析、判断环境里的事物。家长可以在生活中随机引导孩子运用五官去感受周围事物，尤其当孩子充满探索欲望时，只要是不具有危险性或不侵犯他人他物时，应尽可能满足孩子的好奇需求。

对细微事物感兴趣的最佳发育时期（1.5~4岁）

孩子常会留意周围环境中的微小事物，他们通过各种方式去了解这些事物，或触摸、或摇晃、或尝试放进嘴巴。家长在这个时期应多让孩子玩各种各样的玩具，多带孩子出门，接触除家庭以外的各种各样的事物，丰富孩子的活动环境。

动作最佳发育时期（0~6岁）

一般1岁左右的孩子开始独立走路。肢体的活动可以帮助左、右脑功能的均衡发展，因此父母应该给予孩子充分的自主活动时间，通过各种肢体活动使整体运动功能更加熟练、灵活、协调、流畅。除了大肌肉的训练外，小肌肉的练习亦不能忽视，如手眼协调、双手协作等训练，这些精细功能的发育也能促进认知、智力的发展。

社会规范最佳发育时期（2.5~6岁）

两岁半的孩子逐渐脱离父母及家庭，开始对结交朋友、群体活动有兴趣。这时，父母应与孩子建立明确的生活规范和日常礼仪，使其日后能遵守社会规范，拥有自律的生活。

书写最佳发育时期（3.5~4.5岁）、阅读最佳发育时期（4.5~5.5岁）

在这两个时期，父母可多引导孩子抓笔画直线，画一些简单的图形，或写数字、文字，并选择适合孩子的读物，为孩子布置一个充满书香的家庭环境，使孩子养成爱读书的好习惯。

文化最佳发育时期（6~9岁）

在3岁时幼儿对文化学习开始表现出兴趣，而到6~9岁则出现想探究事物奥秘的强烈需求。因此，这时期孩子的心智就像一张白纸，准备接受各种绚丽的色彩和奇妙的图案。家长可在此时为孩子提供丰富的文化信息，先以本土文化为基础，再延伸至全国、全球的信息。

为了使孩子得到良好的发育，家长应该抓住孩子的九大功能最佳发育时期，充分了解孩子的发育规律，以便对孩子进行正确的引导和教育，为今后的发展打好基础。在孩子发育的关键时期，家庭人文环境和居住环境的塑造显得极为重要。对于发育迟缓的孩子来说，除了良好的人文环境，还需要有针对其特殊性的居住环境。相比其他孩子，发育迟缓的孩子可能存在运动、语言、认知、社交能力等某一方面或多方面的问题，这就需要家长针对其特殊性，对环境进行适当的改造。改造应遵循以下原则：简单安全，符合孩子当前能力水平和安全需求，与训练日常生活活动能力结合，创造条件让孩子"自己来"，兼顾环境管理和自我管理。

基本的日常生活活动能力主要是学习如何去照顾自己的身体，日常生活活动的建立从婴儿时期开始，且经自由发展的阶段使其成熟。但当孩子出现失能情况时，家长对孩子日常生活独立性的期待就改变了，可能会在日常活动中过多地帮助孩子。其实，让孩子主动参与日常生活活动有许多好处，包括维持和提高身体的功能（如改善关节活动范围、运动协调性、记忆、顺序性、概念行程等）；使孩子逐渐产生成就感、自豪感，如让孩子胜任有意义和有目的的任务；使孩子产生责任感，并胜任自己在社区生活的角色，如让孩子检查自己的皮肤、维持自己和环境的整洁；另外，孩子自我独立功能的加强也可以让家长、照护者把更多的时间和精力用在其他任务上。

把生活情境转变为孩子可以发展沟通技能的机会,与孩子在一起时投入全部的注意力。与孩子说话之前,通过叫他们的名字和触摸他们来获得他们的注意力,说话时视线应与孩子保持水平,告诉孩子自己在做什么。使用清晰、简单的语言,常用的词语,使用有趣的面部表情和声音、引导孩子参与活动,并鼓励孩子自己尝试,如果孩子尝试了,应及时表扬孩子。

日常生活环境是培养孩子沟通能力的最佳场所。可以在日常生活情境中引导孩子通过学习而进步,优点是有趣且不需要额外的时间,也不需要特殊的设备和玩具,所有家庭成员都可以参与。日常生活情景对孩子的语言发展也非常重要。

怎样选择适合孩子的游戏和音乐

游戏能力很重要

可以毫不夸张地说,婴幼儿的生活就是游戏,游戏就是婴幼儿的生活,游戏几乎是婴幼儿对生活环境和整个世界的全部认知与理解。对于他们来说,游戏不仅是玩耍和娱乐,还是他们感知环境与认识世界的重要媒介,也是其大脑发育的必经途径。游戏能为婴幼儿提供不同的活动情境,积累生活经验。孩子在游戏中不断活动,在感受到愉快、兴奋的同时,能够发展各种动作能力,促进血液系统和呼吸系统的发育,从而对保护和发展神经系统起到促进作用,进而获得身心的共同发展。

游戏在智力、体能、社交、情绪及创意等方面都对孩子有较好的促进作用。但是,会玩玩具不等于会玩游戏。比如,孩子随意拨弄积木是玩玩具,而孩子将积木给他人、放入容器或意图搭起一座高塔则是游戏;孩子拿起杯子敲敲打打是玩玩具,而孩子拿起杯子做出喝水或给他人喝水的动作则是游戏。可以看出,玩具是孩子进行游戏、激发孩子兴趣的重要媒介,而游戏往往是被赋予意义的活动,孩子在愉悦轻松的氛围中直接操作玩具和游戏材料，有利于发展其感觉、知觉、认知力、观察力、注意力、记忆力、创造力及思维能力。

游戏的进行需要孩子的身体参与，因此能促进婴幼儿的运动能力、平衡功能、协调能力和前庭功能等的发育。游戏对于培养孩子良好的性格和情绪也十分有利。在游戏中，孩子之间的交往接触增多，由于处于同一年龄段，关系平等，为了使自己被集体接纳，就必须控制自己，遵守游戏规则，适应集体要求，这便促进了孩子良好性格的形成和良好情感的发育。每个孩子都有展现自己能力的欲望，如果这种欲望得到满足，就能够增加孩子的好奇心和成就感，促使孩子必须在游戏中充分进行自我表达和自我展示。为了让自己被游戏参与者理解和接受，孩子在游戏中就必须按照常规的方式进行社交（不限于语言），只有与游戏参与者互动起来，才能让游戏正常继续。因此，高质量的游戏不仅能够使孩子获得存在感和成就感，还能够让参与者们互动起来。为了加强游戏主题的深度，扮演角色的逼真，孩子就需要不断构思，充分发挥想象力和创造力以提高游戏的目的性。

如何设计适宜的游戏

游戏是婴幼儿早期的教育和学习方式，孩子潜能的发展离不开教育，而最能促使孩子潜能发展的早期教育就是游戏。作为人生发展最重要的开端，孩子的早期教育在世界范围内越来越受到重视。但是，临床上经常会听到家长反映自己的孩子不喜欢玩游戏，或是不喜欢和家长或其他孩子一起玩游戏，家长难以参与孩子的游戏过程。这时候，家长可以从以下几个方面来调整。

调整游戏形式

游戏可以在家里进行也可以在公园、超市等场所进行，可以是一对一游戏也可以是一家人一起进行互动。把康复训练融入日常活动或是孩子感兴趣的游戏中去。如何做到以孩子为中心的家庭康复，家长需关注以下几点：①根据孩子的发育水平，选择便于操作的玩具。②关注孩子的爱好，尊重孩子的个性和特点，允许孩子挑选自己喜欢和感兴趣的玩具，可作为奖励或游戏的一部分。③孩子在不同发育阶段会喜欢不同的活动与游戏，应选择孩子感兴趣的活动与游戏，增加孩子的主动参与性。④在活动与游戏过程中，允许孩子以自己的速度和自发性进行探索，家长只使用短句给予简单指导，或者只在必要时给予帮助。⑤了解孩子的耐受程度和注意力，设计合理的活动时间。⑥在活动、游戏中注意安全，确保孩子所处的位置有安全支持，且足够稳定。当察觉孩子在游戏中参与度变低时，家长还可以从以下 3 个方面来调整游戏形式。

游戏的体位

游戏可在多种体位下进行，一方面可确保皮肤及骨性突出部分不过多受压，另一方面也增加了游戏的乐趣。根据孩子的粗大运动能力设定其体位的摆放，应注意增强孩子视觉的追踪能力和头部的控制能力，并在游戏过程中尽可能将其双手带向或越过中线位，同时保持双前臂均匀负重。避免过长时间处于静止性体位。一旦孩子的粗大运动能力得到发展，就应鼓励他们在游戏中不停地移动，而非保持单一姿势仅用手操作。随着孩子情况的改善，应不断改变体位以增加活动的难度，促进功能进一步的发展。

游戏环境的设置

对于注意力、稳定性较差的孩子，他们往往容易受新奇刺激的吸引而发生注意力转移，因此，要排除各种可能分散孩子注意力的因素，简化训练环境。环境布置越简单越安静，干扰就越小，孩子就越有可能对训练者的指令做出反应。如果孩子对周围环境的反应较少，则需要尽可能地为其设置丰富的家庭环境刺激，比如：在孩子的视线范围内设置色彩对比强烈的玩具及图案，利用不同的玩具或物品制造出不同的声音，亲子交流的过程中引导孩子关注家长的面部，家人用固定的名称呼唤孩子强化呼名反应等。

玩具的选择、使用与改造

在游戏过程中，家长给予玩具的方式和时间要恰到好处，在游戏过程中树立规则意识。在玩具使用上要具有重复性，避免短时间内频繁更换玩具，不要一次呈现过多刺激物，用完的工具应当立即收起来。需要孩子集中注意力时，应当把无关的玩具、图片等孩子容易感兴趣的东西收好，以便达到重复学习的目的。家长还可以让玩具在"慢速运动"中移动，模拟汽车总动员游戏，延长孩子的视觉注意时间。使用玩具进行训练的方式或玩具的属性要根据孩子情况及时调整，避免孩子因无法完成而产生挫败感，比如：孩子想用勺子给娃娃喂饭，但因为控制不好老是掉到桌子上，这时家长可以考虑通过调整娃娃的距离、增粗勺子柄或使用助握器、将"饭"换成其他更好舀的物品等来促进孩子独立完成这一任务,而非直接上手帮助。

调整游戏活动

游戏活动的选择及难度调整主要是依据孩子的年龄和发育水平来进行。家长在设计家庭游戏时需先了解自己孩子目前各功能区的发育程度,以及该年龄大多数孩子的发育水平。这样才能在游戏过程中适时调整活动内容及难度,让孩子在成就感中逐渐进步。

根据年龄调整游戏活动

🌸 新生儿期:在房间内安装光线柔和的彩灯,开灯、关灯,循环多次,以训练孩子的瞳孔扩张与收缩。用毛刷子轻刷孩子的皮肤,以增加感觉刺激和抓握能力。

🌸 2~3月龄:将孩子直立起来看世界,增加环境信息的输入;家长可以用叠音词进行世界的介绍,如"这是挂钟,咚咚咚""那是汽车,嘀嘀嘀"。也可以让孩子趴着,拿摇铃逗引孩子抬头观察摇铃。

🌸 4~5月龄:拿颜色鲜艳的物品进行追视训练,在不同方向呼唤孩子名字进行声源探索训练,多与孩子说话以引导发音,引导孩子自己用奶瓶吃奶,不断拿新鲜事物接触孩子以增加信息输入。

🌸 6月龄:用手帕或纸巾盖住孩子的脸,引导孩子自己取下手帕;重复进行躲猫猫游戏;与孩子脸对脸,用丰富的表情和精准的发音与孩子交流。

🌸 7~8月龄:将家中常用的物品名称告诉孩子,让他们熟悉物品名称的发音。与孩子玩爬行游戏,用物件逗引,在家长辅助下完成爬行,够到物件时予以表扬和奖励。或者使用障碍物限制孩子爬行的方向与高度,增加爬行难度,从而提高孩子爬行的熟练程度。

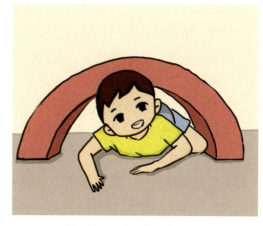

孩子练习爬行时通过障碍物

❀ 9~10月龄：敲敲打打的游戏更能吸引孩子的注意力。

❀ 11~12月龄：多引导孩子参加生活实践的游戏，如给布娃娃喂食、洗澡、穿衣、擦鼻涕等，从游戏中学会自我照顾。

❀ 1~2岁：选择新物体的感官探索游戏、社会规则性游戏、功能性游戏。

❀ 3岁：选择可预先规划的象征性游戏；系统性游戏，可帮助孩子学习并掌握新技能，在游戏中开始与同龄人交往，提高语言技能的游戏。如模拟的厨房游戏。

❀ 4岁：选择社会戏剧表演类游戏，引导孩子用哑剧的方法去表演，在一定时间内继续使用这些扮演角色与孩子交流玩耍。注意角色故事的主题要来源于现实生活。

❀ 5岁：在社会戏剧表演游戏中，以语言的理解能力作为核心部分，并加入抽象认知理解能力。

对于发育迟缓、有特殊需求的孩子来说，家长首先要考虑通过游戏去帮助孩子解决身体结构、功能、活动和参与、融入社会的问题，在选择游戏活动时，应从孩子自身的功能水平和康复目标出发。

根据发育水平及需求调整游戏活动

在孩子早期发育过程中，身心发育规律可分为身体、认知、情绪情感和社会性四大领域，适宜的家庭游戏对孩子四大领域的发育均有促进作用。

孩子的身体发育具有一定的规律，但每个孩子的发育又具有其自身的特殊性。从出生开始，家长通过照料孩子的衣食住行传达爱意，在给孩子喂食、穿衣，甚至安慰哭闹的孩子时都是与孩子游戏的机会，轻声安慰、抚摸、唱歌等都是一种游戏。游戏不一定是复杂的，只要能让孩子从中体会到快乐与欣慰，都属于游戏的范畴，游戏也不一定都需要玩具和器具，只要参与者与孩子充满爱意地互动起来，游戏就在推进。可根据孩子的不同发育需求选择游戏。

❀ 身体游戏：让孩子通过身体活动，发展其运动的协调和控制能力，促进骨骼和肌肉的生长，对孩子的灵活性、敏捷性、平衡能力以及心肺功能都有促进作用。通过粗大运动游戏，婴儿能够获得抓握较大物体和移动物体的方法；精细运动技能和手眼协调技能也可以通过身体游戏进行训练。

"三翻六坐九爬"是大家熟知的对孩子身体发育规律的总结，也是孩子1

Part 12 "潜"程远大：开发儿童潜能的家庭小妙招

岁前身体发育的三大里程碑，学会翻身则开始获得控制自己躯干的能力，可以按照自己的意识来控制自己的身体；学步期是婴幼儿最活泼的阶段，当孩子可以稳步走路后，说明其全身大肌肉力量已经初步得到了发展，可以进行攀爬、投掷等大运动来进一步增强肌肉力量和四肢灵活性。随着年龄的增长，通过身体运动进行的游戏活动越来越多，爬、站、走、跑、跳、踢、翻越等不同的动作都可以融入游戏活动中，不仅可以促进运动技能发育，还有助于孩子获得成就感，如篮球游戏。

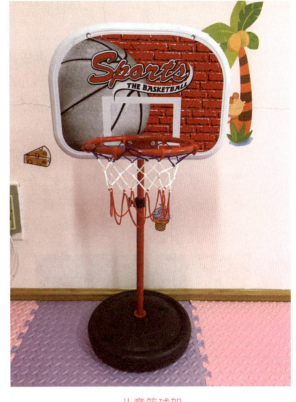

儿童篮球架

认知游戏：孩子通过探索玩具来发展自己、表现自己、释放自己。新生儿通过看和听，以及嘴巴来探索玩具。随着月龄的增长，婴幼儿更多的是用手操作玩具，通过触摸、触压、掂量、摸索轮廓、功能尝试等方式，获得玩具的材质、硬度、重量、温度、形状、功能等信息，在这个过程中，能够获得较多的概念。通过认知游戏，不仅能够促进孩子的运动能力、精细功能和认知能力的发展，还能促进孩子情绪情感能力的发育和社会性能力的发展。感知觉是孩子认知活动的开端，感觉包括视觉、听觉、味觉、触觉和嗅觉等，知觉包括方位知觉、距离知觉、形状知觉、大小知觉和时间知觉等。

新生儿在出生后就具备一定的视知觉能力，可以有意识地注视红球，并追视红球。婴幼儿视知觉能力的发展包含了视觉注意能力、视敏度和颜色视知觉。新生儿比较喜欢颜色对比大的图片或玩具，家长可以用黑白卡、红灯、黄灯、蓝灯和颜色鲜艳的玩具进行游戏，帮助促进视知觉发育。

孩子在胎儿时期就具备了听觉能力，出生后对家长的声音、语气、语

251

调逐渐熟悉，可以在孩子清醒时播放轻柔优美的音乐，与其说话聊天等，都是促进听觉发育的游戏。

触觉是非常重要的一种感觉，新生儿喜欢与妈妈进行亲密的肌肤接触，喜欢被抚摸和亲吻，喜欢感受妈妈的体温，妈妈的拥抱和爱抚便是最好的游戏媒介。手和嘴是孩子认识事物最常用的工具，可以给孩子干净、安全的玩具，让其随意触摸和啃咬。

新生儿对形状和图形有一定的偏好，喜欢复杂的图形、色彩对比分明的图案。此外，他们更喜欢注视人脸。在婴儿时期，除了给孩子展示多种不同的图案、形状外，多给孩子展示家长的笑脸，不仅能够满足婴儿对人脸的知觉偏好，也能感受到家长给予的爱意。

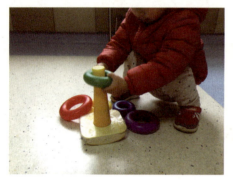
大小、颜色、距离认知游戏

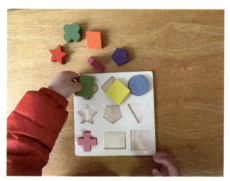
图形认知游戏

当孩子喜欢从高处往下扔东西、喜欢把指头伸进小洞里时，都是他们在感知距离和空间，这个时候可以让孩子钻过纸箱或阳光隧道，让其尽情地探索可认知的世界。

当孩子对感兴趣的事物出现视觉和听觉集中时，就是开始在注意某件事物了。孩子的注意力时长与年龄大小有密切关系。当孩子专注于某件事物时，家长不要打断其专注力，这就是培养孩子专注力的一个重要原则。需注意的是，尽管孩子可能表现出对电子产品的持续注意时间较长，但家长仍需尽量减少日常生活中孩子接触电子产品的时间，同时丰富现实生活中的游戏及环境，让孩子在玩乐中学习，增长见闻。

🌸 艺术游戏：音乐能够让孩子愉悦、陶冶性情、调节情绪、促进听觉功能的发展；图片艺术品的欣赏可以培养孩子产生对审美要素的感受力；艺术创作可以促进孩子专注力、想象力和创造力的发展，还能激发其艺术

Part 12 "潜"程远大：开发儿童潜能的家庭小妙招

潜能。例如播放钢琴曲给孩子听，能够安抚孩子的情绪，也能激发孩子的音乐潜能；让孩子动手画画，不仅训练其运动能力和手眼协调能力，还能培养其创造力。

🌸 社会性游戏：新生儿向外界表达自己的情感和需求常常通过以下形式，如：微笑、吮吸、眼神交流、挥舞手臂、扭动身体、咿呀学语、哭闹等。孩子在出生后不久，就可以运用不同方式与周围环境互动，随着其社会需求越来越强烈，孩子感受爱与关注的需求会越来越多。

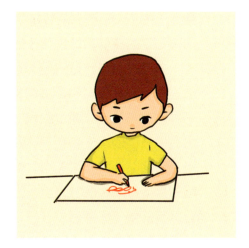

画画游戏

妈妈与孩子做游戏时，表现出的愉悦感等积极的情绪会使孩子表现出微笑和兴奋，当这样的游戏互动方式持续至9个月左右时，孩子基本形成对安全的依恋，这是孩子社会性发展的第一步，并且是极为重要的一步，是日后社会关系形成和强化的重要基础。

🌸 亲子游戏：孩子最初的玩伴通常是爸爸妈妈，不同年龄阶段亲子游戏的内容和互动的特点都不相同。在培养孩子的过程中，妈妈常常被认为是教育的主导者，而爸爸的角色很容易被忽略。实际上，爸爸参与养育孩子的程度，与孩子的社会化、情感和认知发展均有密切的关系。在孩子成长过程中，爸爸妈妈对孩子的陪伴缺一不可。亲子游戏不仅可以促进孩子的认知发育、语言发育、情感发育，对亲子之间的良好依恋关系及同伴交往等社会性发展都有很大的促进作用。

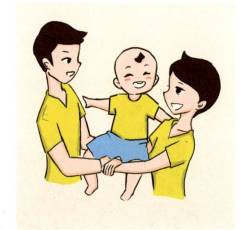

亲子游戏

音乐和游戏更配

音乐是一门富有感染力和表现力的艺术，虽然很抽象，但却能准确地激发人的情感。在音乐教育中，音乐歌曲和音乐活动最能拓展孩子的视野、丰富孩子的感情和促进孩子的身心健康。

奥尔夫音乐疗法已经有百年历史，音乐给正常孩子和特殊孩子带来非常重要的教育意义和促进意义。对于发育迟缓的孩子来说，音乐实际上是一种教育与治疗，通过家长的引导，使孩子掌握音乐活动的技巧，或者做出音乐方面的反应和互动，并能够长期参与音乐活动，这能够促进孩子的运动功能、认知学习能力、沟通交往能力的发展，提高心理素质，建立正确的社会行为，触发情感，为孩子提供更多的表达方式。欣赏音乐和创作音乐不需要任何基础，孩子完全可以"错误"地演奏，成功的音乐体验可以增加孩子的自我认知和自信，激发孩子的动力和需求。家长可以通过将唱歌、玩耍、运动与音乐结合，让音乐成为孩子情感认知的表达方式，也可以让音乐成为孩子的沟通方式。

为了让孩子的注意力集中到音乐上，父母可以在收听音乐、唱歌的同时，随着音乐节奏在他们面前摆摆手帕或彩带；也可以帮助孩子做些有节奏的活动，如挥手、拍手、点头、屈膝、原地弹跳等；或者让他们去寻找音乐从什么地方发出来。随着孩子年龄的增长，可综合考量为孩子创造更多的音乐环境，注意培养他们对音乐的兴趣。

对小于6个月的孩子进行音乐教育，要注意培养他们听音乐的能力，让他们听一些幽静而简短的音乐旋律，或者玩带有音乐的玩具等，他们能够用"哝呀""哩呀"的声音来唱这些歌曲。

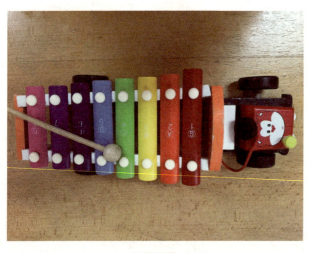

乐器玩具

对于1岁左右的孩子则可进一步提高孩子的听觉注意力，同时开始培养孩子对音乐的情感反应。例如，孩子对欢乐、愉快的音乐能产生活跃情绪，不想睡觉，嘴里不时地"嘟嘟嚷嚷"，小手也在不停地摇动，可帮助孩子记住与音乐相配合的各种动作。为了培养孩子稳定的听觉注意力，可让孩子听各种乐器的声音，给孩子提供各种各样的音色印象。为了让孩子能更好地领会音乐，家长可以让孩子既当观众，又当听众，使孩子获得视觉和听觉的综合印象；还应培养孩子听音乐做动作的能力，如摇头、点头、拍手等。

对 2 岁孩子来说，其本身的言语能力、理解别人语言的能力及模仿声音和动作的能力都在迅速发展。孩子能根据大人所讲的东西做动作，1 岁半以后，逐渐出现带有情节的动作。在这段时间里，孩子的音乐教育要借助以上能力来进行。可进行以下训练：①为了进一步发展孩子的听觉注意力，不但要听曲调，而且还要注意听歌词，并理解意思；②听音乐时引导孩子产生游戏反应；③为提高孩子模仿简单的游戏动作和舞蹈动作的能力，可让孩子听着音乐，学会跺脚、转动手腕、拍手等动作；④要培养他们的积极性，促使他们结合听到的东西去模仿看到的东西。

对于 3 岁孩子来说，要进一步培养他们对音乐的情感反应，把注意力引导到音乐内容上，增强仔细听音乐的能力和善于区别某些音乐作品的能力。注意唱歌音调的培养，使孩子学会动作与音乐相协调。

对于肌张力较高的孩子，可以选择《摇篮曲》《世上只有妈妈好》等舒缓的音乐；对于肌张力低下的孩子，则可以选择旋律轻快活泼的音乐，如《蜗牛与黄鹂鸟》《我们的祖国是花园》等；对于有认知发育落后的孩子，可以选择奏鸣曲、节奏感强的打击乐，以兴奋大脑皮质，增强孩子对音乐的参与度。此外，还可以选择简单易懂的民谣儿歌。除了欣赏音乐外，还可以采用说唱活动、乐器演奏和游戏活动的方式进行音乐治疗。

孩子生活不能自理，如何改造家庭环境

什么是家庭环境改造

残疾不仅由个人的身体结构和功能决定，个人所处的生活环境和社会环境也决定了残疾程度，也就是其独立生活能力的程度。例如，一个只能靠轮椅出行的 8 岁孩子，如果学校环境和社会环境对其出行和入学造成了

阻碍，那么这种状态对于这个孩子来说便是残疾的，但如果家庭环境、学校环境以及整个社会环境对于这个孩子的出行、入学、参与社会活动都没有任何阻碍，则这种状态对于这个孩子来说就是正常的。因此，对于残疾，既要给予残疾状态的个体必要的医学治疗、教育训练，也要从有利环境的构建和辅助器具的使用上来进行支持。改善环境（包括物理、社会的环境），就能提高残疾人的活动能力和参与能力。

针对不同功能障碍的家庭环境调整小建议

家庭环境改造是一种与孩子的运动、认知、语言等功能相关等适应性改造，其最终目标是让孩子能实现最大程度的生活自理，改善家庭生活质量，保障家庭安全。

运动功能障碍

未能独自保持稳定坐位

对于不具备独坐能力的孩子，需要花心思改造其座椅或使用定制的可调节大小的坐姿矫正椅。这些座椅能够支撑孩子保持良好的坐位姿势，从而让孩子在稳定且舒适的坐位姿势下完成游戏、学习、交流等活动。此外，家长也需要对家里的马桶等需要使用坐位的家具进行适应性改造。

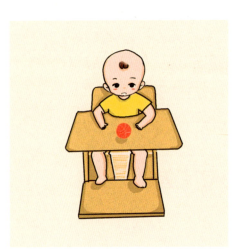

座椅

能独自保持稳定坐位

对于有较好头部、躯干控制能力，且具备独坐能力的孩子，尽量让孩子坐在椅子上完成日常生活活动，如吃饭、玩耍等，逐渐减少家长抱着的时间。当孩子坐在椅子上时，让孩子坐在家长的侧边或是对面，双方视线高度持平，这样才可以和孩子有眼神接触。孩子的髋关节和膝关节都要维持在 90°左右，双侧大腿自然分开，足底部有支撑。

使用轮椅的孩子

对于使用轮椅的孩子，需要改造其轮椅活动区域。为保证轮椅能够在家里自由穿梭，就需要将家居设施重新设置成一个无障碍的环境，比如：增宽门框使其足够轮椅进出，转角处保留可使轮椅转弯的空间，开关门方式调整为横向推拉，台阶处改造为斜坡等。在浴室、厨房、卧室等铺设防滑地垫，加装扶手及栏杆，调整开关按钮、洗手池、柜子、桌子等常用设施的高度或使用可升降装置，并在其下保留容纳轮椅的位置。

认知发育落后

认知发育的孩子可以在家中自由活动，需要以保证孩子安全为目的进行家庭环境改造，比如：剪刀必须放在专门的地方，不能留在孩子能够着的地方；热水瓶不能放在地上；插线板不能放在地上，应固定在孩子够不到的地方；不用的电插孔用专门的塑料片堵上；桌子、凳子的尖角用防护贴条包裹；窗外安装护栏，缝隙不宜过大；家里的桶和其他大容器不能长时间储水；马桶盖用完就盖上，使用完卫生间后要习惯性关门；管理好各种药品，药品放在孩子够不到的地方；注意家里可能被孩子误吞的小物件，如硬币、小珠子等，一定要放在孩子拿不到的地方；确保家里各个房间门的钥匙能随时找到，防止孩子把自己反锁在室内；注意垃圾桶的管理，不要让孩子去翻里面的东西等。

孤独症谱系障碍

对于孤独症谱系障碍的孩子则需要避免家庭环境中出现对其产生不良刺激的因素，如某些类型的声音、某种图像、某种材质的物品等，具体需要家长在日常生活中进行观察确认。此外，减少对孩子常用物品及家具的位置变换也可在一定程度上降低孩子的焦虑感。对于孤独症谱系障碍的孩子，家长一方面需要帮助孩子适应不同的环境及物品，另一方面也需要为孩子营造一个对他来说舒适的家庭环境。

（编者：黄浩宇　何昭瑶；审稿：刘　芸）